Wie Sie als Paar die Liebe wiederentdecken

Den Funken neu entfachen: Wege zu einer erfüllten Sexualität

Alma Katrin Wagener, Michael Firnkes

TRIAS

**Bibliografische Information
der Deutschen Nationalbibliothek**

Die Deutsche Nationalbibliothek verzeichnet diese Publikation in der Deutschen Nationalbibliografie; detaillierte bibliografische Daten sind im Internet über http://dnb.d-nb.de abrufbar.

Programmplanung: Kathleen Rother
Projektmanagement: Sabine Ilg
Redaktion: Dr. Gabriele Schweickhardt, Frankfurt am Main
Bildredaktion: Christoph Frick
Umschlaggestaltung: © Thieme
Bildnachweis:
Umschlagmotiv: © Prostock-studio/stock.adobe.com
Autorinnenfoto Wagener: privat; Autorenfoto Firnkes: www.alexandre-goebel.de
Zeichnungen: Susi Schaaf, Bellheim
Satz: Ziegler und Müller, text form files, Kirchentellinsfurt
Druck: Westermann Druck Zwickau GmbH, Zwickau

1. Auflage 2022

© 2022. Thieme. All rights reserved.
TRIAS Verlag in Georg Thieme Verlag KG
Rüdigerstraße 14, 70469 Stuttgart, Germany
www.trias-verlag.de

Printed in Germany

ISBN 978-3-432-11463-7   1 2 3 4 5 6

Auch erhältlich als E-Book:
eISBN (epub) 978-3-432-11464-4

Wo datenschutzrechtlich erforderlich, wurden die Namen und weitere Daten von Personen redaktionell verändert (Tarnnamen). Dies ist grundsätzlich der Fall bei Patienten, ihren Angehörigen und Freunden, z. T. auch bei weiteren Personen, die z. B. in die Behandlung von Patienten eingebunden sind.

Wichtiger Hinweis: Wie jede Wissenschaft ist die Medizin ständigen Entwicklungen unterworfen. Forschung und klinische Erfahrung erweitern unsere Erkenntnisse. Ganz besonders gilt das für die Behandlung und die medikamentöse Therapie. Bei allen in diesem Werk erwähnten Dosierungen oder Applikationen, bei Rezepten und Übungsanleitungen, bei Empfehlungen und Tipps dürfen Sie darauf vertrauen: Autoren, Herausgeber und Verlag haben große Sorgfalt darauf verwandt, dass diese Angaben dem Wissensstand bei Fertigstellung des Werkes entsprechen. Rezepte werden gekocht und ausprobiert. Übungen und Übungsreihen haben sich in der Praxis erfolgreich bewährt.

Eine Garantie kann jedoch nicht übernommen werden. Eine Haftung des Autors, des Verlags oder seiner Beauftragten für Personen-, Sach- oder Vermögensschäden ist ausgeschlossen.

Marken, geschäftliche Bezeichnungen oder Handelsnamen werden nicht in jedem Fall besonders kenntlich gemacht. Aus dem Fehlen eines solchen Hinweises kann nicht geschlossen werden, dass es sich um einen freien Handelsnamen handelt.

Thieme Publikationen streben nach einer fachlich korrekten und unmissverständlichen Sprache. Dabei lehnt Thieme jeden Sprachgebrauch ab, der Menschen beleidigt oder diskriminiert, beispielsweise aufgrund einer Herkunft, Behinderung oder eines Geschlechts. Thieme wendet sich zudem gleichermaßen an Menschen jeder Geschlechtsidentität. Die Thieme Rechtschreibkonvention nennt Autor*innen mittlerweile konkrete Beispiele, wie sie alle Lesenden gleichberechtigt ansprechen können. Die Ansprache aller Menschen ist ausdrücklich auch dort intendiert, wo im Text (etwa aus Gründen der Leseleichtigkeit, des Text-Umfangs oder des situativen Stil-Empfindens) z. B. nur ein generisches Maskulinum verwendet wird.

Liebe Leserin, lieber Leser,

hat Ihnen dieses Buch weitergeholfen? Für Anregungen, Kritik, aber auch für Lob sind wir offen.
So können wir in Zukunft noch besser auf Ihre Wünsche eingehen.
Schreiben Sie uns, denn Ihre Meinung zählt!

Ihr TRIAS Verlag

https://kundenservice.thieme.de | Lektorat TRIAS Verlag, Postfach 30 05 04, 70445 Stuttgart

 /trias.tut.mir.gut   /mama.mag.trias   /trias_verlag   /triasverlag   www.trias-verlag.de/newsletter

Für unsere Partner Micha und Maggy, mit denen wir so viele wunderbare Erfahrungen sammeln durften.

Das Autorenteam

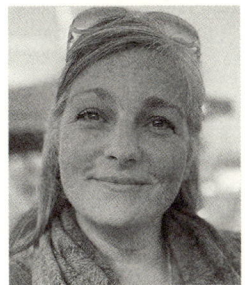

Alma Katrin Wagener ist ausgebildet als staatlich geprüfte Atem-, Sprech- und Stimmlehrerin, Musiktherapeutin, Tantramasseurin im Tantramassage-Verband (TMV) sowie Heilpraktikerin (Psychotherapie). Seit 2014 arbeitet sie in ihrer eigenen psychotherapeutischen Praxis, insbesondere mit Paaren zum Thema Sexualität, Kontakt und Kommunikation. Alma Katrin Wagener ist verheiratet, dreifache Mutter und lebt und arbeitet in Minden, Ostwestfalen.
www.alma-katrin-wagener.de

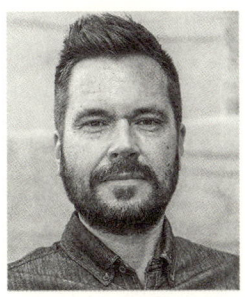

Michael Firnkes ist Trainer für achtsame Sexualität, Business- und Männercoach, Buchautor und ausgebildeter Tantramasseur im Tantramassage-Verband (TMV). Der Vater einer Tochter lebt und arbeitet in Freiburg, nach Stationen in Berlin und Hamburg. Seine Erfahrungen zur achtsamen Sexualität teilt er auf www.michaelfirnkes.com.

Inhalt

Vorwort

Viele Paare tun sich schwer damit, ihre Sexualität vielfältig und achtsam zu gestalten – ganz unabhängig davon, ob sie frisch verliebt sind oder bereits viele Jahre zusammenleben. In der Regel bringt uns niemand bei, was tief erfüllenden Sex ausmacht, der über Standardabläufe im Bett, Leistungsdenken und Techniken, die wir Pornos entnehmen, hinausgeht. Sexuelle Reize begegnen uns an allen Ecken, aber sie kommen nicht mehr an. Wir spüren uns und unseren Körper immer weniger. Das Resultat in der Partnerschaft ist nicht selten: »Wir haben ein Problem.«

Diese Erkenntnis kommt meistens erst dann, wenn es fast schon ausweglos erscheint. Die Spannung ist raus, die Libido weg – oder sie orientiert sich anderweitig. Streit, schmerzhaftes Schweigen, fehlende Nähe, Flaute im Bett oder Fremdgehen & Co. lassen grüßen. Manche verstecken sich wahlweise hinter dem Job oder den Kindern. An einer solchen Dynamik scheitern Frauen und Männer gleichermaßen, an ihr scheitern aber auch Beziehungen. Selbst wenn in Ihrer Partnerschaft alles »in Ordnung« zu sein scheint, werden Sie sich möglicherweise neue Impulse für Ihr Liebesleben wünschen. In unserem Ratgeber verraten wir Ihnen, wie Sie als Paar einen gemeinsamen Weg zu mehr Achtsamkeit, Offenheit und Verständigung finden.

Wir sprechen beide aus der Praxis – denn wir haben den gleichen oder ganz ähnliche Prozesse durchgemacht. Genauso wie die Paare, die wir täglich in unserer Arbeit begleiten dürfen. Wir helfen Ihnen nicht nur mit Wissen, sondern mit konkreten Übungen zur achtsamen Liebe und Selbstliebe. Auf diese Weise können Sie Ihr sinnliches Repertoire Schritt für Schritt erkennen, wiederfinden und sich damit wohlfühlen. Mann und Frau lernen durch das Buch gleichermaßen, bewusster mit ihrer Sexualität umzugehen. Zunächst jeder für sich allein, dann auch gemeinsam. Damit wird nicht nur das Feuer wieder entfacht: Ihrer Beziehung können sich bislang unbekannte und deutlich lustvollere Wege der Intimität erschließen. Und das alles inklusive

einer ehrlichen und offenen Kommunikation. Auch jenseits der Bett-
kante. Unser Buch vermittelt unter anderem: Wie lässt sich Sexualität
erfüllender und mehr in die Tiefe gehend erleben? Und was hat dies
mit Achtsamkeit zu tun? Wie schaffen es Männer und Frauen, nicht
mehr nur auf ein paar Sekunden Triebbefriedigung hinzuarbeiten, um
neue Formen der Lust zu erfahren? Wodurch wird Ihre intime Zweisamkeit dauerhaft erfüllender? Was macht einfühlsame Liebhaberin-
nen und Liebhaber aus? Wie lassen sich die bewusste und die animalische Sexualität miteinander verknüpfen? Wie sieht eine Intimität
aus, die den eigenen Bedürfnissen entspricht? Mit Sex und Solo-Sex,
der beide voll befriedigt? Wie gestalten Sie Ihren ganz eigenen Liebes-
Raum, der aus dem Alltag zurück in das Abenteuer führt?

Dies ist kein Buch der Stellungen und Techniken. Es geht nicht darum,
den »perfekten« Sex zu haben, als eine Art Leistungsoptimierung, sondern darum, uns in echte Intimität und Berührbarkeit zu begeben und
ins Spüren zu kommen – in vielen kleinen Momenten, die sich zu
einem größeren Ganzen zusammenfügen. Wir nehmen Sie an die
Hand mit einfachen, aber konkreten Übungen, die mehr intimen
Raum und Liebe in Ihr Leben bringen und damit auch in Ihre Beziehung. Die Quintessenz von »Wie Sie als Paar die Liebe wiederent-
decken« ist: Jede und jeder kann eine bewusste Sexualität lernen, mit
ganz konkreten Schritten. Achtsamkeit kann außerdem Beziehungen
retten. Dabei müssen Sie als Frau und als Mann auf nichts verzichten,
ganz im Gegenteil. Eine achtsam gelebte Sexualität macht sexy – und
das keineswegs nur im erotischen Kontext.

Ein Hinweis vorweg: Sie lesen dieses Buch wahrscheinlich für Ihre
Partnerschaft, ob nun gemeinsam oder für sich allein. Oder es soll –
bei Singles – die nächste Beziehung vorbereiten. Das ist auch gut so.
Vor allem geht es jedoch darum, dass Sie das enthaltene Wissen für
sich selbst nutzen. Sie können sich erst dann für Ihren Partner oder
Ihre Partnerin öffnen, wenn Sie mit Ihrer ureigenen Sexualität im Reinen sind, zumindest in weiten Teilen. Das ist so gut wie keiner von
uns, wenn er dieses Buch zum ersten Mal in die Hand nimmt. Im
Grunde zählt allein, dass Sie bereit sind, in Kontakt mit Ihrem Partner

oder Ihrer Partnerin zu treten und gleichzeitig neugierig sowie mutig zu sein.

Keine Sorge, auch bei diesem Prozess begleiten wir Sie schrittweise. Das bedeutet jedoch, dass Sie jeden Tipp und jede Übung zunächst dafür nutzen sollten, sich selbst zu hinterfragen, bevor Sie sie auf Ihre Paardynamik anwenden.

Beobachten Sie sich gut beim Lesen, und machen Sie sich Notizen:
- Was machen bestimmte Aussagen im Buch mit Ihnen?
- Worauf reagieren Sie emotional? Was könnten die Ursachen sein?
- In welchen Beispielen, aber auch Bedürfnissen, erkennen Sie sich wieder?
- Wann treten Widerstände auf?
- Wo befürchten Sie Widerstände bei Ihrem Partner oder Ihrer Partnerin?
- Welche der beschriebenen Erfahrungen würden Sie ebenfalls gern machen? Und welche nicht? Warum ist das jeweils so?

Selbst wenn Sie einige der Beobachtungen momentan noch nicht verstehen, so lichtet sich das Dunkel mit jedem weiteren Kapitel und mit jedem neuen Erlebnis, das Sie wagen. Sie können auch jederzeit zurückspringen, wenn Sie etwas noch nicht verstanden haben. An manchen entscheidenden Stellen werden wir Sie sogar dazu einladen, dies zu tun. Denn manchmal ist es sinnvoll, dass Sie Ihr Grundverständnis noch einmal vertiefen, um entspannt und ohne Überforderung weitergehen zu können.

Eine weitere Anmerkung, die uns wichtig ist: Dieses Buch ist in seiner Ansprache auf die Dynamik zwischen Mann und Frau gemünzt – schlicht und einfach deswegen, weil wir Autoren hierin die meiste Erfahrung haben. Es versteht sich jedoch von selbst, dass sich die Inhalte an alle Leserinnen und Leser richten, unabhängig von ihrer sexuellen Orientierung oder Identität. So können auch gleichgeschlechtliche und andere Paare die Hinweise an ihre Bedürfnisse anpassen. Der Lesbarkeit halber verwenden wir jedoch nicht alle möglichen Kombinationen der Ansprache – wenn wir vereinfachend von »Partner« schreiben, dann sind selbstverständlich immer die Partnerin oder der Partner damit gemeint.

Bevor es losgeht, hier nun noch einige Anmerkungen dazu, wie wir uns wünschen, dass Sie dieses Buch lesen. Bitte verstehen Sie unsere Themenauswahl, unsere Ideen, Einblicke und Tipps als »Serviervorschlag«, als »Rezeptidee«. Entnehmen Sie daraus, was auch immer in welcher Dosis Ihrer individuellen Situation und Ihren Möglichkeiten entspricht. Anschließend gestalten Sie daraus Ihr ganz eigenes »Menü« – mit ausgewählten Zutaten, einer Prise hiervon, einer Handvoll davon und mit fein abgeschmeckter Würze. Vor allem möchten wir Ihnen feierlich Folgendes übergeben:

Die Verantwortung für Ihren eigenen Körper und damit auch für Ihr partnerschaftliches und lustvolles Glück.

1 Wo ist sie hin, die Lust?

Genervt, gestresst, gelangweilt, glanzlos: Wenn wir durch die Fußgängerzonen streifen, sind wir immer wieder erstaunt darüber, wie wenig die Augen und die Körperhaltung der Paare, die uns begegnen, einander zu sagen haben. Als wäre Beziehung eine Art selbst auferlegte Strafe. Dieses Phänomen betrifft Jung und Alt gleichermaßen. Wir wissen nicht so genau, in welchem Fall wir das distanzierte Verhalten trauriger finden sollen. Fast schon erstaunt blicken wir auf, wenn das eine oder andere Pärchen sichtbar Liebe ausstrahlt, Küsse austauscht, sich im Café nicht hinter Smartphones versteckt oder sich einfach nur innig umarmt. Keine zwei Mal dürfen Sie raten, wie es wohl in den Schlafzimmern der Paare aussieht, die sichtlich wenig Freude empfinden. Wahlweise dominieren dort Serien-Streaming bis zum Abwinken, gegenseitige Vorwürfe, der Stillstand jeglicher Kommunikation oder liebloser Pornosex nach Vorlage aus dem Netz, der rein der Triebabfuhr dient und nach dem dann beide Partner mit einem schalen Gefühl einschlafen.

Das kommt Ihnen bekannt vor und Sie fühlen sich ertappt? Dann schämen und ärgern Sie sich nicht, sondern atmen Sie tief durch und lesen Sie weiter. Sie haben ja bereits den ersten Schritt gewagt und dieses Buch in die Hand genommen. Sie werden sicher den einen oder anderen Impuls mitnehmen können – und vielleicht am Ende erfüllter und zufriedener sein. Selbst Liebespaare, die mit Freude durchs Leben gehen, kennen den Effekt, dass das gegenseitige Verlangen mit der Zeit nachlässt. Viele setzen sich dann erstmals intensiv mit der Frage auseinander, was ihre Intimität ausmacht und wie sie tiefer gehen kann.

Sexualität als Schlüsselfaktor in einer Paarbeziehung

Natürlich gibt es noch weit mehr Faktoren, die Partnerschaften ins Straucheln bringen, als das Thema Sex. Doch aus unserer Erfahrung heraus spielt die Sexualität in den meisten Fällen, in denen sich Paare an uns wenden, eine zentrale Rolle. Zu viel, zu wenig, zu einseitig, zu unachtsam, zu lieblos, zu unbefriedigend – auch hier sind die Attribute vielfältig, die Situationen verfahren, die Vorstellungen und Sehnsüchte driften oft auseinander.

Doch es gibt einen Ausweg aus diesem Dilemma. Das wissen wir aus unseren eigenen Beziehungen: All die großen und kleinen Dramen passieren uns genauso, aber inzwischen können wir sie erkennen und auflösen – meistens zumindest. Das erfahren auch die Frauen und Männer in Beziehung, die wir begleiten dürfen. Genau deswegen gibt es diesen Ratgeber.

Die Schlüssel zum Reset der Liebesbeziehung funktionieren recht einfach: aufeinander zugehen, mehr Kommunikation, Berührung und Intimität neu erlernen, gemeinsame Visionen entwickeln, Vertrauen wiederherstellen – zu sich selbst und zum Gegenüber.

Sprich: es braucht mehr Achtsamkeit. Das hört sich wenig spektakulär an im Vergleich zu Anleitungen der Art »größer, schneller, länger«. Doch der Baukasten der achtsamen Sexualität ist erstaunlich wirksam. Vor allem bereitet er – nach ein wenig Gewöhnungszeit – große Freude. Das Wissen um den bewusst erlebten Sex hält ganz praktische Übungen bereit, nicht nur Worthülsen, wie so mancher befürchten mag. Damit sorgt die bewusste Intimität für neue, anhaltende und bislang unbekannte Formen der Lust und Ekstase. Was eine achtsame Sexualität konkret ausmacht, dazu kommen wir gleich.

Das gesellschaftliche Leistungsstreben macht auch vor unseren intimsten Bereichen nicht Halt. Es vereinnahmt uns immer mehr und sagt uns, wie »es im Bett zu sein hat«. Wir legen Ihnen deshalb wärmstens ans Herz, intuitiv zu entscheiden, welchen Weg Sie in Ihrer Partnerschaft einschlagen möchten, hin zu mehr Bewusstheit und Offenheit im Hinblick auf Ihre gemeinsame Sexualität.

Hilfe von außen kann unterstützen

Sollten Sie allein nicht weiterkommen, dann scheuen Sie sich nicht, kompetente Paartherapeuten, Sexualtherapeuten oder Sexualcoaches um Rat zu fragen. Letztere nennen sich manchmal auch Sexological Bodyworker, also »Lehrer für Körper und Sexualität«. Das, was wir in diesem Buch mit Ihnen teilen, bildet lediglich einen Ausschnitt an Möglichkeiten ab, den wir auf unseren ganz eigenen Wegen (die übrigens ebenfalls sehr individuell sind) als hilfreich und unterstützend erlebt haben. Und natürlich das, was wir aus der Praxis und den Begegnungen mit den Menschen lernen, die uns um Rat und Hilfe bitten.

Begeben Sie sich auf Entdeckungsreisen! Nehmen Sie Ihr sexuelles Wohlbefinden und Ihre partnerschaftliche Lust gemeinsam selbst in die Hand. Nicht verbissen, sondern mit viel Lust, Freude, Humor sowie Leichtigkeit. Genuss und Sinnlichkeit stehen dabei ganz oben auf der Liste. Nun aber los, hinein in den äußerst menschlichen Reigen aus Lust und Frust, Hingabe und Unsicherheit. Denken Sie immer daran: Ohne das jeweils eine könnte das andere nicht existieren. Wenn Sie offen für neue Denkweisen sind, dann geschieht Veränderung. Wir wünschen Ihnen von Herzen viel Spaß dabei!

Lustkiller und andere Hindernisse

Sexuelle Reize begegnen uns heutzutage an allen Ecken, ob wir wollen oder nicht. Aber sie kommen nicht mehr an. Wir spüren uns oft schlicht nicht mehr, ebenso wenig wie unser Gegenüber. Das hat zum einen mit der Überfrachtung an Reizen zu tun, aber auch mit dem steigenden Erwartungsdruck durch Pornos & Co. (»Solch einen ekstatischen Orgasmus muss ich doch auch hinbekommen«, »Ich muss auch stets und ständig feucht und willig sein.«) Zum anderen tun sich viele Paare schwer damit, ihre Sexualität vielfältig und achtsam zu gestalten. Als wir heranwuchsen, wurden wir meist nur über den mechanischen Akt aufgeklärt. Oder darüber, wie wir unerwünschte Nebenwirkungen abwenden (eine Schwangerschaft, sexuell übertragbare Krankheiten etc.). Was die wahre Magie von Liebe und daraus entstehender Intimität ausmacht oder wie sich Sex in Liebe und Liebe in Sex ausdrückt, darüber wird deutlich seltener gesprochen.

Stolpersteine in Ihnen und in Ihrer Beziehung

Unabhängig davon, wie lange Ihre Partnerschaft bereits besteht oder welche Erfahrungen Sie zuvor gesammelt haben, können folgende Faktoren die Lust langsam, aber stetig weniger werden lassen.

In Bezug auf sich selbst:

- mangelndes Selbstvertrauen, Unsicherheit, fehlende Selbstliebe
- Schwierigkeiten damit, sich berühren zu lassen oder Berührungen anzunehmen
- Stress und Konflikte in der Partnerschaft, in der Familie oder bei der Arbeit
- körperliche Veränderungen, ein gestörter Hormonhaushalt, Medikamente, eine Schwangerschaft, die Wechseljahre beziehungsweise die Midlife-Crisis
- körperliche und psychische Krankheiten, sexuelle Funktionsstörungen
- nicht erfüllte Wünsche und Sehnsüchte, Weiterentwicklung oder Veränderung der sexuellen Interessen
- Leistungsdruck im Bett, Vergleiche mit unrealistischen Darstellungen in Pornos

In Bezug auf Ihre Beziehung:

- Automatismen, die sich in das Liebesspiel einschleichen (»Wenn ich ihn/sie so berühre, dann kommt er/sie immer zum Orgasmus.«)
- Fokus auf »das Eine« (meistens Geschlechtsakt, Penetration und/oder Orgasmus), wenig Zärtlichkeiten oder intensive Nähe

- verschiedene Vorstellungen von Tempo und Erregung, unterschiedliche Vorlieben
- nachlassendes Interesse an der anderen Person und am Körper des anderen
- Ablenkungen (z. B. durch das Smartphone) und zu wenig Möglichkeiten für die ungestörte Intimität (etwa durch Kinder)
- fehlende Kommunikation darüber, was sich Mann und Frau in Bezug auf Sexualität wünschen
- Bequemlichkeit, keiner übernimmt die Führung/Initiative, und Resignation

Je mehr dieser Hemmnisse gleichzeitig auftreten und je weniger Sie als Paar darüber sprechen, umso höher ist das Risiko für eine ausgemachte Beziehungskrise. Die Liste ist lang, und sie ließe sich sicher noch fortführen.

Natürlich ist es sinnvoll zu prüfen, welche der genannten Faktoren auf Sie selbst oder auf Ihre Beziehung zutreffen. Manche Baustellen können Sie nur mit professioneller Hilfe angehen – etwa all das, was Sie körperlich oder psychisch funktional einschränkt. Auch wenn Sie sich im Alltag überhaupt nichts mehr zu sagen haben oder wenn die Fronten verhärtet sind, sollten Sie zunächst therapeutische Hilfe suchen. Sonst fehlen die Basis und die Energie, um gemeinsam am Projekt »erfüllender Sex« zu arbeiten. Ideen wie »Wenn es erst mal im Bett wieder klappt, dann funktioniert auch alles andere« sind hierbei wenig hilfreich, eher blauäugig und lassen die Situation oft noch verfahrener und leidvoller werden. Gleichzeitig geht es darum, nicht allzu sehr darauf zu schielen, was in der Vergangenheit alles nicht geklappt hat. Auch Vorwürfe an den Partner wie »du willst ja immer nur/nie …« sind kein guter Start. Konzentrieren Sie sich vielmehr auf all das, was zusammen gut funktioniert und was neuen Schwung in eingefahrene Muster bringen könnte. Schaffen Sie sich eine Vision für die Zukunft.

Wie geht es Ihnen mit Ihrer Intimität?

Und genau da kommt die achtsame Sexualität ins Spiel. Ihre Möglichkeiten haben den Vorteil, dass sie sich in nahezu jeder Situation anwenden lassen und dass sie stets für Veränderung sorgen, wenn man »dranbleibt«. Zunächst in kleinen Bereichen mit neuen Empfindungen oder sachten neuen Handlungsoptionen, später, mit dem veränderten Erleben in den neuen Erfahrungsräumen potenziert und auch im »Großen« erlebbar. Doch dazu mehr im nächsten Kapitel. Beginnen wir zum Einstieg mit einer ersten kleinen Übung, um den Status quo Ihrer Intimität herauszufinden:

 Übung: Lustogramm

Machen Sie eine Bestandsaufnahme, eine Art Lustogramm. Zunächst jeder für sich allein, damit die Antworten möglichst von der Paardynamik unbeeinflusst bleiben, dann besprechen Sie miteinander die Antworten, die Sie jeweils für sich gefunden haben. Beantworten Sie hierzu folgende Fragen:

- Wie haben sich Ihre Lust und Ihre gemeinsame Sexualität in den letzten Monaten und Jahren entwickelt?
- Wann war sie besonders stark oder kreativ, wann weniger?
- Lassen sich den Ausschlägen nach oben und unten einzelne Ereignisse zuordnen? Oder was hat sich in diesen Phasen generell in Ihrem Leben verändert, das das Feuer neu angefacht hat? Oder das zu neuen Spielarten geführt hat? Gab es Impulse, die zu Rückzug führten?
- Was genau war in Ihrer Intimität und/oder in Ihrer Liebe anders, als Sie sich kennengelernt haben?
- Welche Auswirkungen hatten Punkte in Ihrer Vita, die Ihr Leben nachhaltig geprägt haben? Das kann die Geburt von Kindern ebenso sein wie der Verlust von Angehörigen, schlechte Erfahrungen in der Sexualität, eine sonstige Lebenskrise oder ein Vertrauensbruch in der Beziehung.

Nachdem Sie die Lustogramme gemeinsam betrachtet und ausgewertet haben: Wo gibt es Überschneidungen der Kurven? Und wo deutliche Differenzen? Besprechen Sie die Ergebnisse. Was wirkt bis heute nach, welche Rückschlüsse ziehen Sie daraus? Was lässt sich verändern? Was können Sie zukünftig in schwierigen Phasen anders machen?

Unsere Erfahrung

Alma: Ein Paar mittleren Alters (zwischen 30 und 40 Jahre alt) kommt zu mir in die Praxis und berichtet, dass die intimen Momente zwischen ihnen oft durch Unsicherheiten und Missverständnisse »gestört« werden. Die gemeinsame innige Zeit endet dann häufig in Diskussionen statt in körperlicher Nähe und Sex. Im Laufe des ersten Gesprächs kristallisiert sich heraus, dass die Frau viele Unsicherheiten hat, ob sie ihn »richtig« berührt, weil er bereits mehr – und zudem sehr erfüllende – Erfahrungen mit anderen Frauen vor ihrer gemeinsamen Partnerschaft hatte. Ihre Begegnungen mit den Männern vor ihm waren eher verunsichernd und verstörend für sie. Für ihn stellt das alles jedoch »gar kein Problem« dar, er winkt beinahe ab. Er liebe sie und sagt: »Sie ist halt so, wie sie ist.«

Hier können wir bei genauerem Hinsehen Uneinigkeit darüber feststellen, ob es überhaupt ein Problem gibt. Das hören wir sehr häufig von Paaren. Dann geht es zunächst darum, dass jeder seine individuelle Wahrnehmung und seine Meinung haben darf, ohne dass der andere sich schuldig oder zuständig fühlt. Das bedeutet, es ist zuallererst hilfreich, dass Sie sich und Ihren Partner klar als »Ich & Du« und »Er & Sie« (als Mann und als Frau) wahrnehmen können. Das heißt, als ein Gegenüber, das mitunter andere Empfindungen und Vorstellungen hat als Sie, und dass Sie sich Ihrer Individualität bewusst werden. Erst dann können Sie beginnen, auf das Wir zu schauen. Oft geht nämlich durch den übergroßen Wunsch nach einem harmonischen Wir der Blick auf die eigenen Themen und Bedürfnisse verloren.

Unsere Erfahrung

Alma: Eine Frau Ende 50 kommt zunächst allein zu einem Beratungsgespräch, um ein paar Fragen zum Umgang mit ihrem Ehemann zu klären. Sie erzählt, dass sie immer eine erfüllte und ausgelassene Sexualität gelebt hätten. Das Paar hat alle möglichen Spielarten ausprobiert und auf Initiative des Mannes auch Partnertauschabende und Swingerclubs besucht. Sie sagt, dass es ihr immer Freude bereitet habe und auch teilweise herausfordernd war. Aber am Ende immer im besten Sinne neu, aufregend und sehr bereichernd. Seit einiger Zeit spüre sie jedoch, dass sie oft keine Lust mehr auf die ausschweifenden Treffen mit anderen habe oder auf die »übertrieben kreativen« Spielideen ihres Mannes.

Im Gespräch mit ihr antwortet er immer wieder: »Aber es hat dir doch immer Spaß gemacht?« Das zermürbt sie sehr, wie sie sagt. Im Laufe der Sitzung erkennt sie, dass sie sich nach »Normalität, Ruhe und Bodenständigkeit« in ihrem Sexleben sehnt, dass sie sich nicht in der Lage fühlt, dies ihrem Mann zu vermitteln. Der »lässt sich gar nicht mehr berühren, ohne dass er gleich mehr (Anmerkung: Sex) daraus macht«. Sie sagt, sie fühle sich überreizt, müde und wünsche sich mehr »Intensität und Tiefe«.

Sprechen Sie offen miteinander

Auch hier zeigt sich ein häufig auftretendes Schema. Die Kommunikation eines neuen oder anderen Fokus als bisher gestaltet sich schwierig. Sätze wie »… aber das hat dir doch immer Spaß gemacht …!?« sind gerade in Langzeitbeziehungen häufig. Dem Partner zu vermitteln, dass sich manchmal Dinge verändern, auch Wünsche und Lust, ist ein Schritt, der einige Fragen nach sich zieht: Ist der Partner offen dafür? Wie gut sind unsere Kommunikationsstrukturen? Was ist der Inhalt des Wunsches an sich? Ist das Angesprochene mit der bisherigen partnerschaftlichen Idee vereinbar? In dem eben geschilderten

Fall erkennt der Mann in einer der nächsten Sitzungen, dass er »auf einem sexuellen Film« ist bzw. war, wie er selbst sagt. Er denke immer an Sex, auch während der Arbeit, und nutze die Arbeitspause, um sich bei Gedanken an Sex zu entspannen sowie den beruflichen Druck zu mindern. Als ihm das bewusst wird, ist er sehr berührt. Er beginnt zu realisieren, dass er viele Dinge von seiner Frau erwartet hat, ohne sie mit ihren Wünschen wirklich zu sehen und zu spüren. Sie wiederum hat es »ihm zu Liebe« nicht gewagt, Nein zu sagen. Hier beginnt in diesem therapeutisch begleiteten Beispiel eine spannende Entwicklung, in der sich das Paar ganz neu kennenlernt – und mit viel Achtsamkeit wieder liebevoll zueinanderfindet. Es gibt also Hoffnung und Wege, auch für Sie und Ihre ganz individuelle Reise.

Hinweise zu den Übungen

Bevor wir nun tiefer in die Materie einsteigen, noch ein paar Hinweise zum Umgang mit den Übungen in diesem Buch. Wir arbeiten hier – wie auch in unserer Praxis – viel mit Übungen und Beispielen, wie sich die Ideen in den Alltag übertragen lassen, um einen neuen gemeinsamen Weg zu finden. Lassen Sie sich nicht entmutigen, wenn Sie immer wieder auf innere Widerstände oder scheinbare äußere Probleme stoßen, z. B. in der anfänglich neuen Kommunikation. Das ist ein normaler Teil im Prozess, alte Gewohnheiten loszulassen und neue Möglichkeiten zu etablieren. Vergleichen Sie es mit folgendem Beispiel: Eine alte Gewohnheit ist wie ein fortwährender Juckreiz, der sich immer wieder zeigt, der uns – wenn wir nicht achtsam mit uns sind – dazu verleitet, dem alten Muster zu folgen, weiter zu kratzen. So halten wir die wunde, juckende Stelle offen und verhindern den Heilungsprozess. Was hilft, ist das wachsende Bewusstsein für diesen Juckreiz und die bewusste Entscheidung, dem Kratzen – also der alten Gewohnheit – zu widerstehen. Und gleichzeitig Raum für etwas Neues zu eröffnen, um einen anderen, neuen Weg einzuschlagen.

Im Alltag können Sie derlei Mechanismen der schnellen, gewohnheitsmäßigen Reaktion im Affekt gut beobachten. So gibt es z. B. Menschen, die grundsätzlich die »Schuld« für alles bei sich suchen. Wenn etwa im

Büro jemand fragt: »Wer hat denn seine Kaffeetasse nicht weggeräumt?«, kommt dann sofort die Antwort: »Ich nicht!« Oder wir werden wütend, fühlen uns angegriffen, wenn jemand etwas tut, das wir nicht verstehen, statt dass wir uns oder den anderen fragen, warum er/sie so gehandelt hat. Und dabei immer wieder üben innezuhalten, um das Prinzip dahinter zu erkennen. Seien Sie geduldig mit sich. Suchen Sie gegebenenfalls therapeutische Unterstützung, wenn Sie feststecken und allein nicht weiterkommen.

2 Was ist Achtsamkeit? Und was ist achtsamer Sex?

Alle Methoden eines tieferen, sinnlichen sowie sexuellen Empfindens basieren auf den Prinzipien der Achtsamkeit, egal ob man von Slow Sex, erfüllter Liebe, bewusster Sexualität, in die Tiefe gehenden Beziehungen oder von Tantra spricht (Tantra ist eine altindische Philosophie der Verwobenheit aller Dinge, die sich keineswegs nur auf die Sexualität bezieht). Das grundlegende Verständnis von Achtsamkeit ist wichtig, wenn Sie Ihre Sexualität auf eine neue Ebene führen und wieder mehr spüren wollen. Achtsamkeit ist Bewusstheit für das, was jetzt gerade ist. Und damit der zentrale Schlüssel für Beziehungen, die von Erfüllung, Sinnhaftigkeit, neu belebter Intimität und gegenseitigem Respekt geprägt sind. Das macht diese Beziehungen auf Dauer stabiler. All diese Punkte gelten keineswegs nur für die Sexualität, sondern für sämtliche Aspekte Ihres Zusammenlebens.

Achtsamkeit ist offene Wachheit

Diese Form der Achtsamkeit ist ganz auf den gegenwärtigen Moment ausgerichtet. Das Ziel dahinter: sich, die Umgebung, andere Menschen, das Leben, die Liebe und die Sexualität deutlich intensiver wahrzunehmen, als dies im unbewussten Zustand der Fall ist. Im Verlauf dieses Ratgebers werden Sie sehen, warum die Beziehungen nicht gut funktionieren, denen das achtsame und respektvolle Handeln fehlt. Den größten Teil unseres Alltags verbringen wir in der Regel mit Gedanken an die Vergangenheit (»Hätte ich bloß … «, »Warum hat er/sie das gemacht?«) oder an die Zukunft (»Werden wir dann noch zusammen sein?«, »Wäre ein 3-er nicht toll …?«). Was für eine Zeitverschwendung, statt den Augenblick zu genießen! Das Gestern können Sie nicht mehr beeinflussen, und Sie wissen auch nicht, ob es ein Morgen überhaupt geben wird. Also lohnt es sich, alle Aufmerksamkeit auf das Hier und Jetzt zu richten.

Sexualität braucht Achtsamkeit

Das ist auch für die achtsame Sexualität von Bedeutung: Sie können sich und Ihren Partner/Ihre Partnerin nur dann voll spüren, wenn Sie nicht in längst vergangenen Zeiten festhängen (etwa dem Anfang Ihrer Beziehung) oder in einer ungewissen Fiktion (dem Wunschporno). Das mag für Sie vielleicht ungewohnt und fremd klingen. Lassen Sie sich jedoch einladen, einen Moment innezuhalten – jetzt und hier, um zu spüren, was Sie gerade empfinden. Ist es interessierte Neugier, ein inneres zustimmendes Nicken, gelangweiltes Augenrollen oder vielleicht Ungeduld, wann es endlich losgeht? Egal was Sie bei dieser kleinen Innenschau erleben: Sie sind bereits mittendrin im Feld der Achtsamkeitserfahrung.

Wenn wir nicht gerade nachgrübeln, dann verbringen wir viel Zeit damit, uns abzulenken, statt uns und andere zu sehen und zu fühlen. Etwa indem wir alle fünf Minuten zum Smartphone greifen, vermeintlich wichtigen Diskussionen in den sozialen Netzwerken folgen, oder indem wir plötzlich »ganz dringend« alltägliche Dinge erledigen »müssen«. Durch all das verlernen wir, den tatsächlichen Moment zu erleben. Auf die Sinneswahrnehmungen übertragen bedeutet dies, dass Sie immer weniger spüren. Es ist eine reine Frage der Übung und der Gewichtung von Aufmerksamkeit: Die Synapsen, die für das möglichst schnelle Wischen auf dem Tablet sorgen, trainieren wir. Gleichzeitig verkümmern die, die für das Spüren von nackten Füßen auf Gras zuständig sind. Oder für das von Haut auf Haut. Wie sollen daraus lustvolle Momente entstehen?

Achtsamkeit als Schlüssel zu Ihren Empfindungen

Achtsamkeit führt aus dem Dilemma heraus, nur in der Theorie zu leben. Sie ist gleichzeitig der Türöffner zu Ihren Empfindungen. Das Konzept stammt aus dem Buddhismus. In der achtsamen Praxis versucht man, bewusster zu leben – jeden Moment möglichst genau zu beobachten, zu fühlen und in sich aufzunehmen. Dabei geht es jedoch keineswegs nur um die Innenschau. Zu einer achtsamen Lebensweise gehört grundsätzlich eine wertschätzende und mitfühlende Haltung gegenüber Ihrem Partner, aber auch gegenüber allen anderen Menschen sowie der Natur. Diese Haltung entsteht jedoch fast automatisch und parallel zu Ihrer eigenen wachsenden Achtsamkeit, wenn Sie sich selbst liebevoll und mit viel Verständnis betrachten lernen. Dann können sich Ihr Mitgefühl und Ihr Verständnis auch auf die Personen in Ihrer Nähe ausweiten. Es ist wunderbar, wenn Sie als Paar ein Leben in gegenseitiger Liebe und Achtung verbringen. Insbesondere dann, wenn Sie diese Kraft auch darüber hinaus spürbar machen und wirken lassen. Etwa als Inspiration für andere Paare und Beziehungen.

Bewertungen schränken uns ein

Ein weiteres Grundprinzip der Achtsamkeit: Man bewertet die Gefühle und Empfindungen, die einem in jedem Moment begegnen, möglichst nicht. Denn mit der Bewertung sind wir im Kopf, nicht mehr im Spüren. Es ist sehr herausfordernd, etwas ohne Wertung zu akzeptieren, wie Sie schnell feststellen werden. Und doch lohnt es sich, gerade das zu üben, nur so können wir neue Erfahrungen machen. Durch Bewertungen teilen wir unser Leben in Attribute ein, die das Empfinden so einschränken, wie unser Wortschatz es tut. Die Begriffe, die wir uns in unserem Kopf zurechtlegen, geben der Erfahrung immer auch eine Richtung vor – eine Richtung hin zu Altbekanntem. Sie kennen sicherlich die Metapher vom Glas, das halb voll oder halb leer ist, je nach Betrachtungsweise. Stellen Sie sich vor, Sie sitzen im Frühjahr in einem Straßencafé. Bei bewusster Beobachtung könnten Sie nun wahrnehmen, dass der Ort ganz schön belebt ist. Das Durcheinander geht Ihnen schnell auf die Nerven, wo kommen die ganzen Leute her, Sie hätten lieber Ihre Ruhe. Wenn Sie offener sind, nehmen Sie gleichzeitig oder stattdessen etwas anderes wahr: Wie entspannt die Gesichter all der Gäste sind, jetzt im Frühjahr, wo die Sonne wieder häufiger strahlt, und dass Sie sich davon anstecken lassen können. Es ist Ihre Entscheidung, jederzeit.

Offen sein und »durchfühlen«

In solchen Momenten – gerade auch in intimen Augenblicken – ist es zudem sehr hilfreich, auf eine Benennung des Gefühls und des Sinneseindrucks zu verzichten. Insbesondere, wenn wir etwas Ungewohntes, Neues empfinden. Machen Sie keine alte innere Schublade auf, um die neue Erfahrung darin verschwinden zu lassen. Sondern »durchfühlen« Sie das, was gerade passiert. Wir sind selbst beim Sex immer wieder verlockt, für jegliche Erlebnisse einen Namen zu finden, also eine Einordnung. Das jedoch bremst die Eindrücke aus, die mit nichts vergleichbar sind. Mehr hierzu beim Thema »Orgas-muss« in Kapitel 9 (S. 150). Achtsamkeit sich selbst gegenüber hat zusätzlich damit zu tun, die eigene Sprache zu beobachten, mit der wir unser Handeln tagein, tagaus beschreiben und gleichsam bewerten. Es macht einen Unterschied, ob Sie als Mann sagen »Ich habe Erektionsprobleme« oder gar »Ich bekomme keinen hoch«. Oder ob Sie es wie folgt formulieren: »Ich wünsche mir gerade etwas anderes.« Sprache kann Veränderung schaffen. Sie kann den Blick weg vom scheinbaren Mangel hin zu anderen Optionen lenken.

Schauen Sie auf das Hier und Jetzt

Auf Beziehungen übertragen bedeutet »nicht bewerten«: Nehmen Sie Ihre wiederkehrenden Paarkonflikte und -themen erst einmal aus dem Fokus. Richten Sie Ihren Blick stattdessen auf das, was aktuell da ist und geschieht. Wer immer nur verbissen auf sein Ziel starrt, der bremst die freie Entwicklung und wird blind für mögliche Alternativen. Vor allem dann, wenn mit diesem Ziel eine sehr hohe Erwartungshaltung einhergeht (etwa »Wir müssen mit besserem Sex unsere Beziehung retten«).

Mit diesen Übungen schulen Sie Ihre Achtsamkeit

Doch zurück zur praktischen Arbeit. Mit der Zeit steigert achtsames Handeln die Intensität, mit der Sie sich, Ihr Gegenüber und Ihre Umgebung wahrnehmen. Es gibt zahlreiche einfache Übungen, um die Achtsamkeit zu schärfen. Hier ein paar Beispiele:

Den Atem beobachten: Konzentrieren Sie sich dabei eine Weile etwa auf die Bewegungen Ihres Bauchs und/oder des Brustkorbs oder auf den Luftzug in Ihrer Nase. Wie genau nehmen Sie das Einatmen wahr, wie das Ausatmen? Diese Beobachtung ist ein wichtiges Element bei der Meditation, aber auch im Stress des Alltags, um in den Moment zurückzukehren – und zu sich selbst. Schaffen Sie es, die Konzentration auf Ihre Atmung zeitlich immer weiter auszudehnen, so wie man es etwa in der Meditation übt? Dann geraten Ihre Gedanken zunehmend in den Hintergrund. Eine prima Voraussetzung, nicht nur für ein möglichst entspanntes Liebesspiel.

Dableiben: Ihnen gelingt es nur kurz, sich auf den Atem zu fokussieren? Ihre Gedanken gehen nach wenigen Sekunden auf Wanderschaft? Ärgern Sie sich nicht, sondern seien Sie milde und geduldig mit sich. Nehmen Sie die Entdeckung, dass Sie in Ihre Gedanken abgedriftet sind, freundlich als Denken zur Kenntnis. Danach holen Sie sich und Ihre Aufmerksamkeit sanft zurück zum Atem. Wenn Sie mit sich sprechen, dann tun Sie dies mit einer sanften und mitfühlenden Unnachgiebigkeit. So als würden Sie mit einem imaginären (inneren) Hund das Kommando »Bleib!« üben. (Wenn Sie einen Hund haben, wissen Sie, wie viel Klarheit und Geduld das Beibringen dieses Kommandos braucht – und dass Schimpfen und Brüllen das Gegenteil bewirken, als Ruhe und Gelassenheit es können.) Mit der Zeit stellen Sie fest, dass es Ihnen leichter fällt, gelassen im Hier und Jetzt zu bleiben.

Bewusstes Gehen: Nehmen Sie beim nächsten Spaziergang jeden Schritt möglichst detailliert wahr. Wie fühlt es sich an, wenn Sie Ihre Füße jeweils auf den Boden setzen? Oder wenn Sie über unterschiedliche Untergründe laufen? Spüren Sie die Wärme des Bodens im Sommer oder das Knirschen im Eis im Winter? Bleiben Sie auch hier möglichst lange bei dieser einen Wahrnehmung, ohne sich ablenken zu lassen. Wenn die Ablenkung doch geschieht, kehren Sie wieder zur Beobachtung zurück.

Achtsamkeit mit einem neuen Hobby verbinden: Lernen Sie die unterschiedlichen Gesänge unserer heimischen Vögel kennen – um nur eines von vielen Beispielen aus diesem Bereich zu nennen. Um sich fortan sehr viel aufmerksamer durch die Natur zu bewegen. Früher benannte man solche Übungen mit dem wunderbaren und sehr passenden Wort »lustwandeln«.

Bodyscan: Wenn Sie die vorherigen Übungen eine Weile praktiziert haben, geht es zu einer neuen Variante. Richten Sie die Aufmerksamkeit nacheinander auf verschiedene Bereiche Ihres Körpers. Gehen Sie ihn innerlich von unten nach oben durch. Wie fühlen sich die einzelnen Zehen (ja, wirklich jede einzelne), die Schenkel, Knie etc. in diesem Moment ganz genau an? In welche Bereiche können Sie besser hineinspüren, in welche noch nicht? Letzteres ist ein Hinweis darauf, dass Sie diese Bereiche liebevoll betrachten und sich ihrer annehmen sollten.

Henne oder Ei? Diese Übung ist ebenfalls eher für die, die bereits erste Erfahrungen mit Achtsamkeit gemacht haben. Sie ist nicht ganz einfach, schärft Ihre Sinne aber erheblich. Legen Sie beispielsweise Ihre Hand auf Ihr Knie. Spüren Sie abwechselnd: Wie fühlt sich das Knie für die Hand an? Und wie die Hand für das Knie? Auf Ihre Intimität übertragen: Wie fühlt es sich in meinem Körper an, wenn ich gestreichelt werde? Und wie fühlt sich die Hand an, die mich gerade berührt?

Alltagshandlungen: Integrieren Sie die neue Aufmerksamkeit nach und nach in möglichst viele reguläre Handlungen. Nehmen Sie beim sportlichen Training jede einzelne Kontraktion Ihrer Muskeln wahr oder deren anschließendes Entspannen. Erkennen Sie beim Arbeiten die Verspannung noch vor den einsetzenden Rückenschmerzen – und machen Sie eine Pause. Fühlen Sie beim Lesen jede einzelne Buchseite, die Sie umblättern. Allein deswegen lohnen sich möglichst unterschiedliche und haptische Erlebnisse statt des immer gleichen Klickens und Wischens auf dem E-Book-Reader oder dem Tablet. Ein weiterer Tipp: Sie führen eine bestimmte Tätigkeit immer mit der rechten Hand aus? Nehmen Sie zur Abwechslung die linke, durch die neue Erfahrung müssen Sie sich automatisch konzentrieren und sind bewusster.

Halten Sie immer wieder inne: Eine ebenso einfache wie wirkungsvolle Übung für mehr »Jetzt und Hier«-Erleben im Alltag; erlauben Sie sich, in Ihren alltäglichen Handlungen immer wieder für wenige Atemzüge innezuhalten. Genießen Sie den Moment der Weite und Stille, in dem noch keine neuen Gedanken laut geworden sind.

Manchmal führen diese kleinen Auszeiten noch einen Schritt weiter, indem wir eine Zeit lang möglichst jeden Moment genießen, unabhängig davon, wie »spektakulär« oder schlicht er ist – eine wichtige Vorübung für das tiefe Empfinden intimer Augenblicke. Sie tun sich schwer mit der Achtsamkeit und dem Hineinspüren? Dann nehmen Sie im ersten Schritt die jeweiligen Sinneseindrücke lediglich neutral wahr – also ohne den Druck, sie gleich genießen zu müssen. Ein Beispiel für eine solche Empfindung: »Ich kann die Sonne auf meinem Oberarm wahrnehmen.« Erst später – im zweiten Schritt – können Sie dazu übergehen, diese Erlebnisse mehr und mehr auszukosten. Aus dem eben genannten Beispiel wird so mit der Zeit ein »Ich spüre, wie sich die Wärme der Sonne in meinem Oberkörper ausbreitet. Das empfinde ich als angenehm«. Genauso ist ein »Ich spüre, dass es mir zu heiß wird, das ist unangenehm« möglich. Das gleiche stufenweise Vorgehen eignet sich übrigens auch für Ihre Sexualität, falls Sie Schwierigkeiten damit haben, Intimität und intime Berührungen anzunehmen. Wenn Ihr Partner Sie z. B. streichelt, erlauben Sie sich, sich bewusst die Zeit zum Fühlen der Berührung an sich bis hin zu möglicherweise entstehender Lust zu nehmen. Vereinbaren Sie beispielsweise ein Zeichen zum Innehalten und Nachspüren.

Klassische Methoden, um Achtsamkeit zu lernen

Natürlich können Sie parallel zu diesen Übungen klassische Methoden der Achtsamkeit lernen – also Yoga, Meditieren, Tai-Chi, autogenes Training, Qigong, Stressbewältigung oder PMR (progressive Muskelentspannung nach Jacobson) –, idealerweise unter fundierter Anleitung und in einer Gruppe. Diese Klassiker verstärken Ihre Empfindungsfähigkeit erheblich. Zudem erleichtern sie den Einstieg in die Achtsamkeit. Finden Sie dabei durch Ausprobieren heraus, was sich für Ihre Persönlichkeit am besten eignet. Sie können etwa mit Yoga nur wenig anfangen? Dann haben Sie vielleicht durchaus Zugang zu einer anderen Methode. Die Beobachtung und Einbeziehung Ihres Atems ist bei den meisten Praktiken von zentraler Bedeutung. Auch für Ihre Sexualität, wie wir Ihnen später noch zeigen werden. Warum spielt ausgerechnet der Atem – also etwas sehr Einfaches – eine so wichtige Rolle? Nun, unsere Atmung steht nicht nur sinnbildlich für das, was uns unser Leben spüren lässt. Mit ihr öffnen wir uns. Wir nehmen über den Atem auf, geben dann wieder ab und lassen los, um in einer stillen Pause kurz zu verweilen. Das ist der Rhythmus unseres Lebens. Ohne Atem leben wir nicht, und ohne Leben atmen wir nicht.

 Übung: 10-Minuten-Meditation

Gestalten Sie – für sich allein – eine Art 10-Minuten-Alltagsmeditation. Nehmen Sie dabei 10 Minuten lang Ihren Alltag so durchgängig und so bewusst wie möglich wahr. Ganz unabhängig davon, wo Sie sich gerade befinden oder was Sie gerade tun. Beispielsweise in der Arbeitspause vom letzten Mausklick über das Aufstehen vom Bürostuhl bis zum Öffnen der Küchentür, dem Einschalten der Kaffeemaschine hin zum ersten Schluck. Wie empfindet Ihr Rücken heute, dass Sie sich strecken? Wie genau fühlt sich die Türklinke an? Wie hört sich in diesem Moment das »Klick« des Schalters der Maschine an oder das Aufbrühen? Wie schmeckt der Kaffee auf der Zunge, am Gaumen, wie verändert sich der Geschmack, was spüren Sie beim Schlucken und anschließend im Bauch?

Zur Wirkung dieser Übung: Die Aufmerksamkeit in möglichst jeden Moment zu lenken und diese Phasen nach und nach auszubauen ist für manche hilfreicher als rein auf Yoga & Co. zu vertrauen. Idealerweise kombinieren Sie solche Trainings in der Gruppe mit den zuvor beschriebenen Alltagsübungen. Denn Letztere lassen aus einem eher punktuellen Ereignis ein permanentes Lebensgefühl entstehen, das fest in Ihrem Bewusstsein verankert ist. In diesem Sinne ist gelebte Achtsamkeit wie eine Meditation in Dauerschleife, nur mit mehr Spaß. Sie können sich vielleicht jetzt schon denken, wie sich das auf die Qualität Ihres intimen Erlebens auswirken wird.

 Übung: Im Reich eines einzelnen Sinnes

Konzentrieren Sie sich eine halbe Stunde lang ausschließlich auf einen Ihrer Sinne, also entweder auf das Hören, Riechen, Schmecken, Sehen oder Tasten. Beim nächsten Üben wird ein anderer Sinn geschärft. Dies funktioniert etwa gut bei einem Spaziergang im Wald (und später auch im Liebesspiel). Wenn dabei Riechen im Vordergrund steht, werden Sie nach einigen Übungen erstaunt feststellen, wie unterschiedlich ein einfacher Wald duftet. Und wie Sie immer mehr Facetten wahrnehmen können: von Moos über Erde, Blätter, Holz und einzelne Pflanzen bis hin zu Moder und Zerfall. Denn bei der Achtsamkeit lässt man keine Empfindung aus. Auch die nicht, die in uns zunächst eher negative Assoziationen wachrufen.

Entdecken Sie bewusst vernachlässigte Sinne

Allein diese schlichte Übung bewirkt mit der Zeit wahre Wunder dahingehend, wie intensiv Sie Ihre Umgebung wahrnehmen. Nicht nur fokussiert auf einen Sinn, also etwa auf den beliebten, aber oft recht einseitig bedienten Tastsinn. Schulen Sie ganz bewusst jene Wahrnehmungen, bei denen Sie Nachholbedarf haben. Sie stopfen das Essen normalerweise eher in sich hinein oder Sie ernähren sich von Junkfood? Dann lassen Sie sich in die geheimnisvolle Welt der Kulinarik entführen, mit einem hochwertigen Kochkurs. Sie brauchen beim Sex oder bei der Berührung sehr viele visuelle Reize? Dann schließen Sie bei den nächsten Malen ganz bewusst die Augen, oder gestalten Sie es gemeinsam und spielerisch – mit einer Augenbinde. Mit der Zeit tritt Veränderung ein. In dieser Übung steckt die Entdeckung der Sinnlichkeit, die sich in jedem Moment Ihres Alltags erleben lässt. Hierfür braucht es keinen besonderen Rahmen und keine außergewöhnlichen Reize, sondern ausschließlich Ihre Offenheit und die Bereitschaft, scheinbar banalen Dingen die volle Aufmerksamkeit zu schenken, z. B. dem Duschen, dem Essen, dem Sport, dem Geruch von Kaffee, dem Musikhören, dem Streicheln der Katze/des Hundes …

Manche Männer und Frauen kommen leicht in die Achtsamkeit, andere tun sich deutlich schwerer. Praktizieren Sie sie täglich – und seien es nur 15 Minuten –, sonst geraten die Übungen schnell in Vergessenheit. Idealerweise reservieren Sie hierfür jeden Tag einen festen Zeitpunkt (etwa »direkt nach dem Aufstehen« oder »in meiner Mittagspause«). Beide Partner sollten sich – unabhängig voneinander – aus den oben genannten Beispielen und Methoden das heraussuchen, was ihnen am meisten lieg, und sich gegenseitig den Freiraum für Einzelübungen geben. Falls das Training zu einseitig wird, dann bauen Sie Ihr Spektrum an Übungen aus.

»Weiterbildung« in Sachen Achtsamkeit

Sie wollen tiefer in die Achtsamkeit eintauchen? Für Einsteiger empfehlen wir die Anleitungen von Jon Kabat-Zinn und Jack Kornfield. Beide gibt es auch als Hörbücher mit konkreten Achtsamkeitsübungen und geführten Meditationen. Die Bücher sowie die gesprochenen Meditationsanleitungen von Pema Chödrön sind ebenfalls sehr klar, inspirierend und empfehlenswert. Sie liefern zahlreiche Ideen und kleine Alltagshilfen. Etwa ihr Werk »Wenn alles zusammenbricht«. Wer nach Übungen eher ohne meditativen Hintergrund sucht, für den eignet sich »Affen im Kopf – Gelassenheitsstrategien für einen ruhigen

Geist« von Ronald Schweppe und Aljoscha Long. Über eine Grundregel der Achtsamkeit schreiben die beiden darin sehr treffend:

> *Deine Pläne, Sorgen, Erinnerungen oder Zweifel sind nur in deinem Kopf – das, was du gerade tust, ist es nicht … Ganz egal, ob du Auto fährst, mit deiner Tochter redest, dir die Zähne putzt oder ein Croissant isst – richte deine Aufmerksamkeit auf diese eine Sache, nicht auf den nächsten oder übernächsten Schritt.*

Wenn Sie sich innerlich immer wieder kurz an diese Intention erinnern, dann müssen Sie gar nicht viel »tun«, um mit der Zeit achtsamer und bewusster zu leben.

Achtsame Kommunikation

Bevor wir ans »Eingemachte« gehen – also hin zu den ersten Übungen für eine achtsame Sexualität –, schauen wir uns zunächst einige Grundlagen an. Sie betreffen den Dialog, den Sie mit Ihrem Partner oder Ihrer Partnerin führen. Wir vertiefen diesen äußerst wichtigen Aspekt später noch. Nahezu alle Konflikte in einer Partnerschaft und in der Sexualität beruhen auf zwei Ursachen: 1. auf Missverständnissen in der Kommunikation oder 2. auf zu wenig, zu unkonkreter, oder gar destruktiver Ansprache.

Sprechen, da sein, zuhören

Dabei ist das Miteinander-Sprechen die Grundvoraussetzung für eine Beziehung, die sich entwickelt, statt zu stagnieren, und damit auch für ein entspanntes Liebesleben. Solch eine Stagnation kann sich mit der Zeit verfestigen und zum Selbstläufer werden. Viel mehr noch: Unterbewusst gibt der Stillstand Ihrer Beziehung eine Art von (trügerischer)

Sicherheit, selbst wenn Sie darunter leiden – schließlich wissen beide Beteiligten, woran sie sind. Aus dieser Falle befreit man sich nur mittels Kommunikation.

Unsere Erfahrung

Michael: Ich kenne das aus meiner eigenen Vita. Ich habe nie gelernt, über emotionale Dinge zu sprechen. Entsprechend weiche ich in meiner Beziehung noch heute Diskussionen aus, die »ungemütlich« werden könnten – mittlerweile zwinge ich mich dann dazu, zu kommunizieren, um das Muster zu durchbrechen. Viele Männer, mit denen ich mich darüber ausgetauscht habe, kennen ein solches Vermeidungsverhalten, und viele Frauen beschweren sich genau darüber (es kann natürlich auch umgekehrt sein, sodass die Frau die Kommunikation blockiert). Dann fallen schnell Sätze wie »Du hörst mir nie zu« oder »Du interessierst dich nicht für mich/unsere Beziehung«. Irgendwann bleibt das Reden ganz auf der Strecke, beziehungsweise es beschränkt sich auf das Allernötigste oder auf »Small Talk«.

Emotionen bewusst fühlen

Sie lesen diesen Abschnitt über die achtsame Kommunikation nur widerwillig, Sie gehen nicht gern in tiefe Gespräche oder Sie wollen grundsätzlich schnell zur Sache kommen? Dann können Sie jetzt lernen, anders zu handeln. Das wird so manchen Konflikt gar nicht erst entstehen lassen. Denn keine Spannung lässt sich »wegvögeln«, wie es die Volksmeinung manchmal rät. Zu kommunizieren und dabei die Emotionen bewusst zu fühlen und zu durchleben, das kann man genauso lernen wie erfüllenden Sex. Selbst wenn es sich für manche anfangs eher wie ein Aushalten der Emotionen anfühlt. Mehr noch: Beides sind Voraussetzungen für eine bewusst erlebte Intimität. Mehr dazu in den nachfolgenden Abschnitten.

Bewusste Kommunikation hilft, Konflikte zu lösen

Eine achtsame und bewusste Kommunikation signalisiert, dass Sie Ihrem Gegenüber Respekt und Wertschätzung entgegenbringen. Gleichzeitig vertieft sie das gegenseitige Vertrauen. Mit Achtsamkeit sprechen Sie Konflikte und Spannungen aktiv an, statt sie zu vermeiden. Gleichzeitig steigen die Chancen auf einen konstruktiven, gemeinsamen Weg.

Die achtsame Kommunikation basiert auf folgenden Grundlagen:

- Sie wissen, was in Ihnen selbst vorgeht, und können das reflektieren. Sie hören sich also zunächst einmal im Inneren selbst zu, bevor Sie es laut aussprechen.
- Wenn Sie anderen zuhören, dann tun Sie das, ohne die Person oder ihre Aussagen zu bewerten.
- Wenn Sie antworten, dann bleiben Sie bei sich. Die einfache Regel lautet: Vermeiden Sie Du-Botschaften (»Du hast das und das falsch gemacht.«).
- Stattdessen äußern Sie Ihre eigenen Gefühle und Bedürfnisse. Aus »Du hast …« wird dann ein »Ich fühle mich damit …« und »Ich wünsche mir, dass …«. Dazu gleich noch mehr.
- Vermeiden Sie verallgemeinernde Aussagen. Also kein »Immer musst du …«, »Nie hast du …« oder »Schon wieder machst du …«.

Diplomatie vs. Klarheit

Sprechen Sie Dinge, die Sie in der Beziehung ärgern oder bedrücken, unmittelbar und klar verständlich an. Diplomatie ist schön und gut. Es bringt jedoch nichts, wenn Ihr Gegenüber nicht versteht, was Sie eigentlich sagen wollen. So steckt hinter Sätzen wie »Hast du meine neuen Ohrringe noch gar nicht gesehen?« nicht selten eine Aussage wie »Ich wünsche mir mehr Aufmerksamkeit« – wieso benennen Sie es dann nicht genau so?

Zugleich beinhaltet die beispielhafte Frage nach den neuen Ohrringen einen versteckten Vorwurf: »Du schaust gar nicht richtig hin! Du siehst mich nicht!« Dann können neutrale Formulierungen sinnvoll sein, z. B.: »Schau mal, ich habe mir neue Ohrringe gekauft. Gefallen sie dir?« Denn darin wird der Wunsch nach Aufmerksamkeit transparent, gleichzeitig bleiben Raum und Freiheit für das Gegenüber, wirklich aufmerksam und achtsam zu reagieren. Zudem kann die angesprochene Person so besser dem eigenen Empfinden lauschen und frei antworten. Ohne Druck und ohne einem fordernden Unterton nachzugeben.

Sprechen Sie in Ich-Botschaften

Das Umformen von Du-Botschaften in neutrale Ich-Botschaften erfordert ein wenig Übung. Scheuen Sie sich nicht, es immer wieder zu wagen, auch wenn es manchmal nicht gleich gelingt – wenn Sie sich unsicher sind, wie Sie gerade etwas formulieren sollen, dann teilen Sie genau das Ihrem Partner mit. Unsere gewohnten Kommunikationsstrukturen sind mitunter sehr tief verwurzelt. Und über diese unterirdischen Wurzeln stolpern wir gern so lange, bis wir sie genau betrachtet haben und gut kennen. Das klingt alles noch recht kompliziert? Keine Sorge, auch Rom wurde nicht an einem Tag erbaut. Es gibt eine äußerst praktische Methode, wenn Sie in Ihren Konflikten nie auf einen Nenner kommen. Oder falls bereits Äußerungen fallen, die den anderen verletzen. Sie nennt sich Gewaltfreie Kommunikation (kurz: GFK) und ist ein Modell des US-amerikanischen Psychologen Marshall B. Rosenberg. Wenn Sie sich näher dafür interessieren, dann empfehlen wir sein gleichnamiges Buch zur Methode. Die Inhalte darin lassen sich gleichermaßen auf berufliche wie auf private Herausforderungen anwenden, zusätzlich gibt es Trainings und Kurse zur GFK.

Die Gewaltfreie Kommunikation nutzt folgende vier Stufen:
1. Beobachten: »Wenn ich höre oder sehe, dass …«
2. Gefühl ausdrücken: »… dann fühle ich mich …«
3. Bedürfnis äußern: »… weil ich das Bedürfnis nach … habe.«
4. Konkrete Bitte formulieren: »Kannst du deswegen bitte …?«

Ein Beispiel: Die Aussage »Du willst immer nur das Eine« schafft neue Unsicherheiten und verhärtet die Fronten. Wie wäre stattdessen die folgende, konkrete Formulierung?

»Wenn wir Sex haben, dann fühle ich mich in letzter Zeit hinterher oft leer und müde. Ich habe das Bedürfnis nach mehr Nähe und Geborgenheit. Ich wünsche mir, dass wir gemeinsam einen Zeitpunkt vereinbaren, bei dem wir uns darüber austauschen, wie wir mehr Abwechslung in unser Liebesleben bringen.«

Erfinden Sie sich neu

Es braucht Übung, um lange antrainierte Kommunikationsmuster dahingehend zu ändern. Zudem kommen sich viele zu Beginn albern oder unnatürlich dabei vor, ihre Gefühle und Bedürfnisse zu äußern. Auch das ist Ausdruck einer Konditionierung durch gesellschaftliche Vorgaben. Sie wünschen sich, dass Ihre Bedürfnisse in der gemeinsamen Sexualität erfüllt werden? Dann bleibt Ihnen nichts anderes übrig, als sie klar und deutlich zu benennen. Und das möglichst in einer Sprache, die Ihr Partner oder Ihre Partnerin nicht als Vorwurf und Bedingung deutet.

Unsere Erfahrung

Michael: Als ich das erste Mal eine Partnerin hatte, die beim Sex offen ihre Wünsche äußerte, war ich ziemlich irritiert. »Mag sie mich nicht, als Mann?«, »Ist etwas mit meiner Sexualität falsch?«, »Hat sie mir bislang nur etwas vorgespielt?« Diese und ähnliche Sätze gingen mir durch den Kopf. Heute weiß ich, welches Geschenk solche Äußerungen sind, und welches Vertrauen mir die Frau dadurch entgegenbringt. Gleichzeitig kann ich dann auch meine eigenen Bedürfnisse äußern – ebenso unverblümt. So entdecken wir gemeinsam Spielarten, auf die wir zuvor nie gekommen wären, und die uns beiden Freude bereiten.

Achtsamkeit unterstützt die Selbstreflexion

Mehr Achtsamkeit hilft Ihnen nicht nur bei der Kommunikation, sondern auch bei der Selbstreflexion. Beobachten Sie sich genau, wenn Sie emotional werden. Ihr Partner macht oder äußert etwas, was Sie übermäßig stark verärgert? Und das, obwohl der Auslöser an sich recht banal ist? Welcher »Film« läuft da in Ihnen ab, an welche Situationen müssen Sie denken, welche Déjà-vus haben Sie? Und welches Bedürfnis steckt als Auslöser dahinter? Fühlen Sie sich etwa unterlegen, hilflos, schwach oder ungerecht behandelt, weil Sie in früheren Beziehungen und in ähnlichen Situationen immer wieder erlebt haben, dass Sie den Kürzeren ziehen? Dann wäre Ihr Reaktionsmuster beispielsweise, sich zu schützen oder Widerstand zu leisten (Flucht oder Kampf). Ein anderes Beispiel: Sie reagieren wütend, beleidigt oder ungeduldig auf eine Situation?

Dahinter kann oft eine Bedürftigkeit stehen, z. B.:

- Bei der Suche nach Aufmerksamkeit: Dahinter steht nicht selten die Angst, nicht geliebt und gesehen zu werden (»da muss er/sie doch meinen Standpunkt verstehen«).
- Suche nach Sicherheit & Halt im anderen: Dies kann aus der Angst vor Unsicherheit und Hilflosigkeit resultieren (»er/sie hätte vorher mit mir reden sollen«).
- Oder es taucht der Wunsch nach Rücksicht auf Ihre Schwäche und Verletzlichkeit beziehungsweise Konfliktvermeidung auf: Dahinter verbirgt sich oft die Angst vor dem Erleben der eigenen Schwäche und Verletzlichkeit (»er/sie weiß doch, dass mich das ärgert«).

Hier wird sichtbar, wie wir mit unserem Reaktionsmuster die eigene Bedürftigkeit und die Verantwortung dafür an den Partner oder die Partnerin abgeben. Das ist ein unselbstständiges, eher kindliches Verhaltensmuster. Der erste Schritt, um eine erwachsene Partnerschaft auf Augenhöhe zu führen, ist es, sich dieses Mechanismus bewusst zu werden. Wenn Sie es beide schaffen, vom emotionalen Reaktionsmuster zur dahinterliegenden Bedürftigkeit zu kommen – und sie dann auch äußern zu können –, sparen Sie sich unzählige unnötige Grabenkämpfe. In den weiteren Kapiteln schauen wir uns diesen Prozess noch genauer an.

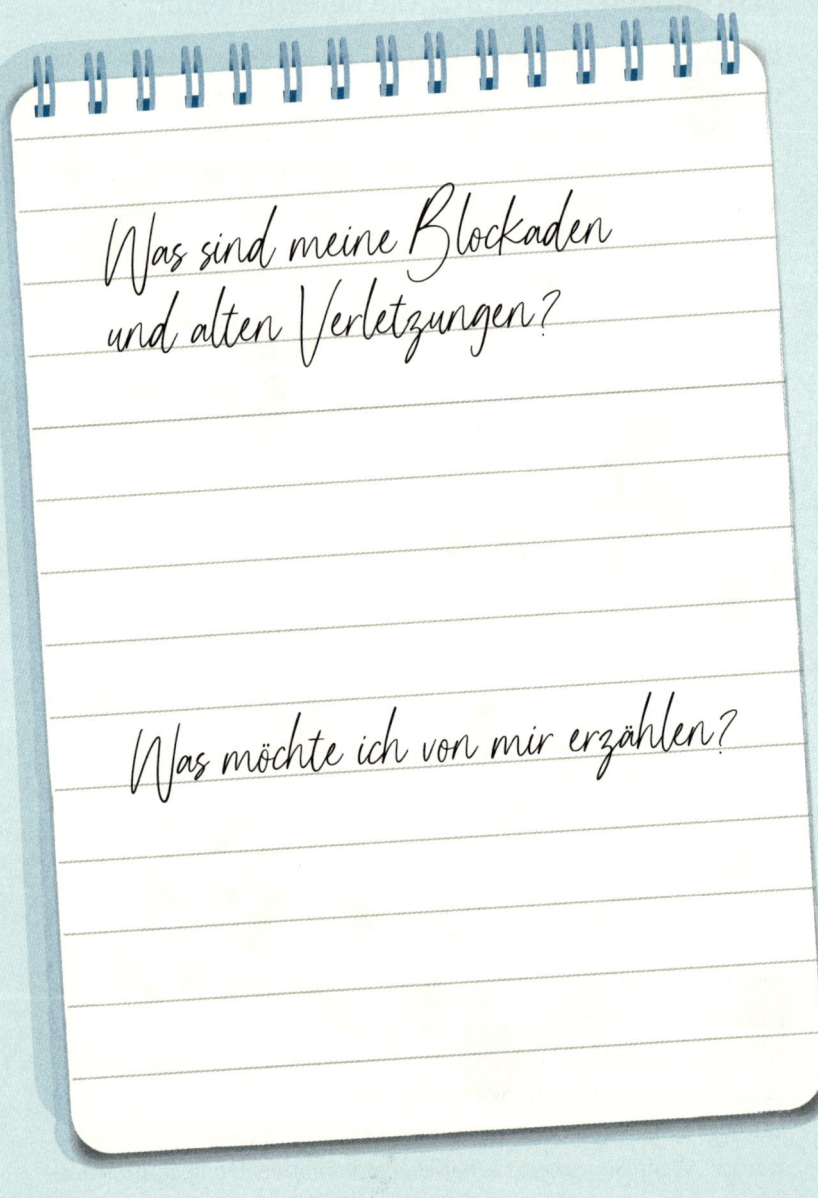

Was sind meine Blockaden
und alten Verletzungen?

Was möchte ich von mir erzählen?

Achtsame Sexualität

»Sex. Yeah. Endlich. Dafür habe ich dieses Buch doch gekauft.« Das ist richtig, und doch geht es uns um eine neue Definition von Intimität. Warum? Von vorgetäuschten Orgasmen über automatisierte Abläufe im Bett bis hin zu unbewussten gegenseitigen Vorwürfen: Eine Lust, die uns gar nicht mehr wirklich erreicht, ist allgegenwärtig. Sie kennt viele Gesichter. Oft läuft unser Liebesleben wenig liebevoll ab. Kurz ein wenig da streicheln, dann diesen Knopf drücken. Schließlich feste in eine Richtung stimulieren, und schon sind wir am vermeintlichen Ziel. Denn das hat ja bislang auch immer funktioniert – mehr oder weniger. Wir alle kennen den Sex, der für scheinbare Befriedigung sorgt, der uns aber nicht wirklich berührt. Oder der ein Gefühl hinterlässt, sich nicht wirklich in Verbundenheit zu lieben.

Manche Paare haben viel Sex und spüren trotzdem eine gewisse Distanz. Das manifestiert sich nicht selten in der Frage »War das etwa schon alles, was mir/uns Sex zu bieten hat?« Die achtsame Sexualität geht hier einen Schritt weiter. Vereinfacht formuliert verschiebt sie den Fokus hin zu mehr Qualität. Was nicht bedeutet, dass Sie achtsamen, bewusst erlebten Sex nicht ebenso häufig haben können. Auch in der Sexual- und Körpertherapie setzen sich achtsame Ansätze immer mehr durch, als Alternative zu reinen Erklärmodellen, oder statt den Fokus auf das zu legen, was nicht »funktioniert«.

Warum erleben wir unsere Sexualität zu Beginn einer Beziehung meist deutlich lebendiger? Zumindest dann, wenn beide Beteiligten nicht durch unangenehme Erfahrungen geprägt oder durch Pornos einseitig sozialisiert sind? Was macht den Zauber aus, der dabei vorherrscht? Nun, bei einem neuen Partner müssen wir uns erst einmal herantasten. Gleichzeitig sind wir zutiefst neugierig und spannungsgeladen. Wir kennen weder den Körper noch die sexuellen Interessen des Gegenübers, haben keinen Leitfaden im Kopf und müssen uns komplett auf den Moment verlassen und auf unser Vertrauen. Sprich: Wir sind von ganz allein aufmerksam, bewusst und achtsam. Der Zauber und die Neugierde lassen sich im Übrigen auch dann wiederherstellen, wenn die Beziehung schon viele Jahre besteht. Darum geht es in den nachfolgenden Kapiteln.

Doch zurück zum Standardsex, den wir alle kennen. Wir nutzen ihn aus Gewohnheit, um Spannungen abzubauen, um uns endlich den Kinderwunsch zu erfüllen, »weil es nun einmal zu einer Beziehung gehört« und um danach gut einzuschlafen. Oder weil wir schlicht »geil« darauf sind. Mit der letzten Einschätzung wollen wir triebhafte und animalische Spielarten keinesfalls abwerten. Sie gehören schließlich genauso in unser Liebesrepertoire, solange es an anderer Stelle in die Tiefe gehen kann. Doch wenn Sie Ihre gemeinsame Intimität nicht oder nur selten bewusst wahrnehmen, trotz geballter Stimulanz, dann stimmt etwas nicht mehr. Wie wird nun aus dem alltäglichen Programm wieder echte Hingabe? Indem man die Sexualität mit Achtsamkeit verbindet.

Übung für den Einstieg

Es braucht Zeit und Erfahrung, um die antrainierten Muster loszulassen. Hier eine kleine Übung zum Einstieg in die achtsame Sexualität. Sie zeigt Ihnen, wo Sie derzeit in Ihrer Intimität stehen.

Je mehr Antworten auf den Einsatz von vorgefertigten Sexschablonen hinweisen, umso eingefahrener ist Ihr Sexleben und umso mehr profitieren Sie von den Grundlagen der bewusst erlebten Sexualität, um die es in diesem Buch geht.

Übung: Selbst-Reflexion

Beobachten Sie sich, wenn Sie die nächsten Male Liebe machen oder wenn Sie Solo-Sex mit sich haben:

- Welche Bilder laufen in Ihrem Kopf ab? Sind Sie bei sich und Ihrem Partner/Ihrer Partnerin oder bei imaginären Wunsch-vorstellungen? Versuchen Sie, die Bilder nur zu betrachten, nicht zu bewerten.
- Wann greifen Sie automatisch zum Toy? Oder zu Pornos? Und warum?
- Gibt es unausgesprochene Rituale, die den immer gleichen Einstieg markieren? Was passiert, wenn Sie davon abweichen?
- Wie ist es, wenn Sie Ihrem Partner ganz unverhofft ein ver-führerisches Angebot machen?
- Wo geben Sie sich gegenseitig die immer gleichen Anweisun-gen? Oder herrscht absolutes Schweigen? Können Sie Ihre Lust ausdrücken, in Gesten, aber auch mit Geräuschen, mit Atem und Stimme?
- Welchem Muster folgen die Bewegungen? Sind sie eher mono-ton oder spontan und dynamisch?
- Sind Sie hauptsächlich ernst bei der Sache? Oder darf auch gelacht werden?
- In welchen Momenten spielen Sie sich oder Ihrem Gegenüber etwas vor?
- Sind Sie der Meinung, dass nur ganz bestimmte Berührungen in die Lust oder zum Orgasmus führen?
- Meinen Sie ganz genau zu wissen, wie Ihr Orgasmus auszusehen hat? Oder der des Partners/der Partnerin?

Bei vielen dieser Punkte können Sie sich auch gegenseitig Hinweise geben. Aber denken Sie dabei an die Merkmale der achtsamen Kommunikation aus dem vorherigen Abschnitt.

Vertiefen Sie Ihren Solo-Sex

Es gibt eine sehr einfache erste Übung, um diese Grundlagen zu lernen. Sie hilft Ihnen dabei, feine Sinneseindrücke wahrzunehmen, die Ihnen bislang verborgen geblieben sind. Wichtig dabei: Machen Sie die nachfolgende Übung zunächst ausschließlich allein, also jeder für sich. Erst wenn Sie sich darin sicher fühlen, können Sie die Erfahrungen daraus auf gemeinsame Spielarten ausdehnen. Geben Sie Ihrem Partner oder Ihrer Partnerin den notwendigen Raum und die erforderliche Zeit, um die Übung immer wieder einmal durchzuführen. Sie werden schnell erkennen, wie das auch die gemeinsame Intimität bereichert. Viele Paare sind es nicht gewohnt, dass Selbstbefriedigung – wir sprechen lieber von Solo-Sex – die Grundlage einer erfüllten Beziehung bildet. Für manche ist das Thema sogar ein unausgesprochenes Tabu – ein Hinweis auf tief verwurzelte Scham oder auf mangelndes (Selbst-)Vertrauen. In Kapitel 7 (S. 115) erfahren Sie mehr darüber, warum ein in Ruhe und Tiefe erlebter Solo-Sex so existenziell ist.

 Übung: Bewusste Intimität

1. Nehmen Sie sich ein paar Stunden Zeit, nur für sich. Sorgen Sie für eine ungestörte und schöne Atmosphäre. Schalten Sie Ihr Handy aus.
2. Lieben Sie sich selbst. Gehen Sie dabei langsam vor. Erkunden Sie Ihren ganzen Körper, nicht nur den Intimbereich.
3. Das Wichtigste dabei: Wenn Sie erregt sind, dann schalten Sie Ihr Kopfkino ab, während Sie sich weiter stimulieren.
4. Beobachten Sie stattdessen genau: Welche Empfindungen tauchen an welcher Stelle Ihres Körpers auf? Wann und wie verändern sie sich? Wenn Sie abgelenkt sind, dann kehren Sie immer wieder zur Empfindung zurück.

Lassen Sie sich zu Beginn regelmäßig auf diese Selbsterfahrung ein – wir werden sie an anderer Stelle im Buch mit ähnlichen Übungen vertiefen.

Was macht Solo-Sex mit Ihnen?

Was macht es mit Ihnen, wenn Sie nicht Ihren gewohnten Abläufen folgen? Wenn Sie sich Zeit für die intime Selbstliebe, Ihren Solo-Sex nehmen? Wenn Sie offen dazu stehen und Ihrem Partner oder Ihren besten Freunden und Freundinnen davon berichten, statt sich verschämt zu verstecken? Ist es für Sie schwierig, auf den gewohnten Orgasmus zu verzichten? Oder spüren Sie gar nicht viel? Auch diese Aspekte vertiefen wir in den nachfolgenden Kapiteln.

Sexuelle Fantasien sind kein Tabu

Sexuelle Fantasien sind vollkommen in Ordnung, Sie müssen sich deswegen keineswegs schämen. Die Vorstellung, die wir uns von unserer Sexualität machen, und die Bedeutung, die wir ihr damit geben, ist ein wichtiger Bestandteil, ein Türöffner für unsere Lebendigkeit, und damit für die Erlaubnis, dem Fluss unserer sexuellen Energie mehr Raum zu geben. Doch wenn wir unsere Intimität bewusst wahrnehmen wollen, dann lenken die (oft altbekannten) Bilder vom Hineinspüren ab. Ähnliches gilt für Ihre Sexualität zu zweit: Wenn Sie sich dabei in Fantasien verlieren, dann sind Sie nicht wirklich hier bei Ihrem Partner/ bei sich. Es fällt Ihnen somit schwerer, sich auf die Intimität und die Verbundenheit mit Ihrem Gegenüber einzulassen. Ihnen hilft das Kopfkino dabei, erregt zu werden und die Lust sowie Ihren Körper zu spüren? Dann wechseln Sie beim Solo-Sex zwischen Phasen mit und Phasen ohne Fantasien ab. Probieren Sie es auch beim gemeinsamen Liebesspiel einmal ohne. Die Sexualität ist dann vielleicht zunächst nicht so »heiß«, aber sie schafft Verbindung – mehr hierzu am Ende von Kapitel 7 (S. 130).

Betreten Sie Ihr eigenes Neuland

Mit der Zeit werden Sie Ihre eigene Variante der eben beschriebenen Übung entwickeln. Wenn Sie sich dabei genügend Zeit lassen, dann spüren Sie schon bald erste Unterschiede im Vergleich zum gewohnten Ablauf:

- Sie lernen, feine Nuancen und unterschiedliche Stufen im Empfinden Ihrer Lust wahrzunehmen.
- Diese Empfindungen dehnen sich auf Körperbereiche aus, die Sie bislang als nicht oder wenig lustvoll wahrgenommen haben.
- Menschen mit einem guten Körperempfinden können die Wahrnehmungen – und damit ihre sexuelle Energie – bewusst in einzelne Bereiche lenken. Beispielsweise in den Brustraum, die Herzregion, die Chakren (Energiepunkte aus der Lehre des Yoga und Tantra) oder gleichzeitig in den ganzen Körper. Mehr hierzu in Kapitel 7 (S. 130).

Setzen Sie sich jedoch nicht unter Druck: Zum einen braucht es oft viel achtsame Körperpraxis, um derart intensive Erfahrungen zu machen. Zum anderen wirkt das verbissene Hinarbeiten auf ein Ziel eher verkrampfend und damit kontraproduktiv. Viel wichtiger ist es, die kleinen Schritte zu beobachten, mit denen das Empfinden Schritt für Schritt zurückkommt oder sich erweitert. Sie lernen dadurch, Ihre sexuelle Kraft zu spüren und die sinnliche Aufmerksamkeit zu lenken, ganz ohne einem Programm zu folgen. Zunächst für sich allein, später auch gemeinsam. Ihre gesamte bewusst erlebte Sexualität steht quasi unter dem grundlegenden Motto:

Mehr sein, weniger machen und wollen

Wenn Sie mit dieser Aussage wenig anfangen können, dann haben Sie Geduld. Im Laufe Ihrer Reise wird sie klarer. Wie bereits erwähnt, resultiert ein achtsamer Lebenswandel in einer deutlich intensiveren Wahrnehmung. Auf die Sexualität übertragen bedeutet das:

- Sie können sich – jeder Partner für sich – intensiver auf Berührungen einlassen, sie sich erlauben und umfangreicher genießen.
- Davon profitiert die Empfänglichkeit, ebenso der körperliche und seelische Austausch als Paar.
- Sie bekommen einen neuen Zugang zur weiblichen beziehungsweise männlichen Sexualität. Oder zu jener sexuellen Ausrichtung, die Sie leben.
- Gleichzeitig lernen Sie Qualitäten kennen, die Ihre verborgenen weiblichen (als Mann) und männlichen Aspekte (als Frau) ans Tageslicht bringen, denn wir alle tragen stets beide Qualitäten in uns.
- Ihr Liebesspiel wird facettenreicher und es hält länger an.
- Sie lernen Ihre eigenen sexuellen Bedürfnisse kennen.
- Sie gehen mehr auf die Bedürfnisse Ihres Gegenübers ein, ohne dabei das Gespür für sich selbst zu verlieren.

Bei Paaren, die die achtsame Sexualität eine Weile leben, nimmt jeder dadurch sein Gegenüber oft sehr viel mehr wahr – auch hier wieder sowohl auf körperlicher und als auch auf seelischer Ebene.

Achten Sie auf Ihre eigenen Bedürfnisse

Dennoch fühlen Sie gleichzeitig ganz genau, was in Ihnen selbst vorgeht. Denn Achtsamkeit bedeutet keineswegs, dass Sie mehr auf die Wünsche Ihres Partners oder Ihrer Partnerin eingehen müssen, als auf Ihre eigenen zu achten. Einige Männer und Frauen gehen so weit, dass sie ihre eigenen sexuellen Bedürfnisse aufgeben. Das jedoch schließt Intimität aus, statt sie zu eröffnen. Oder anders formuliert: Wenn Sie es nur Ihrem Gegenüber recht machen wollen, dann machen Sie es keinem recht – weil auf diese Weise kein authentischer und offener Energiefluss entsteht. In der bewusst gelebten Sexualität müssen Sie sich nicht mehr entscheiden, ob Sie gerade geben oder empfangen. Mit ein wenig Erfahrung kann beides ineinanderfließend gleichzeitig passieren. Im Liebesspiel wird daraus ein fortlaufender Fluss – eine Erfahrung, die viele Paare nachhaltig bewegt und zusammenführt. Wir erläutern das Wechselspiel der sexuellen Energie noch näher in den nachfolgenden Kapiteln, auch wie es sich üben lässt.

Haben Sie Geduld mit sich

Seien Sie nicht enttäuscht, wenn die ersten Achtsamkeitsübungen Ihr Körperempfinden oder Ihre Beziehung nicht gleich auf eine neue Ebene hieven. Dieser Prozess braucht Zeit. Wenn Sie immer wieder bewusst in Ihren Körper spüren, dann sind Sie schon sehr weit gekommen. Feiern Sie sich für diesen wichtigen Schritt – Sie laufen damit nicht mehr auf Autopilot und lassen das Leben nicht mehr einfach so an sich vorbeiziehen. Ist es einmal etabliert, vergisst man das neue Hinspüren auch nicht mehr. Es wird immer mehr zur Regel statt zur Ausnahme.

In manchen Konstellationen und für manche Paare kann es jedoch sein, dass Achtsamkeitsübungen zunächst nicht angeraten sind. Etwa dann, wenn in der Beziehung dringendere Herausforderungen und tief sitzende Konflikte auf ihre Lösung warten. Holen Sie sich in diesem Fall professionelle therapeutische Hilfe, die zunächst andere Methoden aufzeigt.

Nur auf Kuschelkurs? Es geht auch anders ...

Das alles klingt nach weichen, bedachten und langsamen Disziplinen. Achtsame Sexualität als reine Slow-Sex-Romantik? Das kann so sein, muss es aber nicht. Nehmen wir als Beispiel die BDSM-Szene. Der Begriff steht im Englischen für Bondage & Discipline, Dominance & Submission – und damit für das Spannungsfeld zwischen Dominanz und Unterwerfung. Letzteres ist jedoch – je nach Ausrichtung – oft auch im Sinne von Hingabe zu verstehen. Und da wird es spannend. Wer einmal in die Szene eintauchen durfte und BDSM nicht einfach nur zur Bestätigung des eigenen Egos praktiziert, der weiß: Diese Spielart bedarf enormer Konzentration, Empathie und Achtsamkeit.

Unsere Erfahrung

Michael: Ich war äußerst fasziniert, als ich bei einem Training mein erstes BDSM-Paar beobachten durfte. Selten habe ich – außerhalb der tantrischen Verbindung – so viel Energie zwischen Mann und Frau wahrgenommen, aber auch solch ein exaktes Ausloten von Körperempfinden, Bewusstheit und Grenzen. Im anschließenden Gespräch mit dem Paar begriff ich, warum das Spiel mit unseren geliebten und weniger geliebten Anteilen so zutiefst sinnlich sein kann.

Hier begegneten mir zwei Menschen, die sich in absolut jedem Moment aufeinander verlassen können. Die durch die Grenzerfahrung in jeder Millisekunde präsent sind und die dennoch fortlaufend extrem klar miteinander kommunizieren, auch ohne Worte. Das Ganze geschah sichtlich, ohne dabei ein Programm abzuspulen. Diese Erfahrung hat mich zum Nachdenken gebracht. Vor allem über die Themen Vorurteile, Loslassen und Vertrauen. Aber auch über die vielschichtigen Gesichter der Lust.

Eine ganz andere Situation – aber ein ähnliches Thema: An einem Winterabend hörte ich in meiner Lieblingssauna ein lang anhaltendes, brünftiges, lautes und zutiefst erfülltes Schreien. Ich dachte: »Solch einen Orgasmus möchte ich auch haben« – denn es hörte sich genau so an. Was war passiert? Nichts »Unsittliches«: Eine Frau war im Freien in den beinahe gefrorenen Badeteich gestiegen. Das unbekannte Gefühl – das wir normalerweise vermeiden und das dem Schmerz sehr ähnlich ist – überwältigte sie. Ich erinnere mich noch heute an das Strahlen in ihren Augen: So sieht eine ekstatische Erfahrung aus.

Sie sollen nun nicht gleich die Peitsche oder den Wasserschlauch herausholen. Vor allem dann nicht, wenn Ihnen derartige Spielarten nicht liegen. Doch es lohnt sich für uns alle, über folgende Fragen nachzudenken:

- Bei welchen Gelegenheiten begeben wir uns unbewusst in unsere Komfortzone und setzen stets auf Bekanntes und Altbewährtes?
- Welche Erfahrungen verhindern wir dadurch? Welche Ängste stecken möglicherweise hinter solch einer Vermeidungsstrategie?
- Hat dies mit unbewussten Befürchtungen zu tun? Ein Beispiel hierfür: Wir haben Sorge, dass uns das Spiel gefällt, dass wir also »schlafende Hunde wecken«, und dass sich damit auch die Interessen in der Partnerschaft in unterschiedliche Richtungen entwickeln könnten.
- Wo machen wir uns selbst etwas vor, indem wir etwas auslassen, was uns eigentlich interessiert? Steckt dahinter ein moralisches Verbot?

Sie dürfen und können offen bleiben

Können Sie ein »das brauche ich nicht« von einem »das macht man aber nicht« unterscheiden? Ist Ihnen also bewusst, ob Sie lediglich kein Interesse an etwas haben oder ob Sie es sich insgeheim untersagen?

Hüten Sie sich in diesem Zusammenhang vor folgendem Gedankengang, der uns in der Praxis immer wieder begegnet: »Das brauchen wir (als Paar) nicht.« Woher wollen Sie das wissen? Haben Sie jemals offen und ehrlich mit Ihrem Partner oder Ihrer Partnerin darüber gesprochen? Falls nicht, dann haben Sie die Entscheidung vielleicht rein für sich getroffen, während der Partner in Sippenhaft genommen wird. Stellen Sie sich zudem die Frage: Leben Sie eine Beziehung, in der sich der andere zu sagen traut: »Ja, das würde mich durchaus reizen?« In einer vertrauensvollen Partnerschaft können derartige Äußerungen möglich sein, ohne dass dies gleich in Eifersucht und andere Dramen mündet. Die Königsdisziplin ist es, sich über derlei Fantasien und Sehnsüchte offen auszutauschen. Selbst wenn sie an Tabus rühren. Dazu mehr in Kapitel 8 (S. 131).

Bei welchen Gelegenheiten begebe ich mich unbewusst in meine „Komfortzone" und setze auf Bekanntes und Altbewährtes?

Welche Erfahrungen verhindere ich dadurch? Welche Ängste stecken möglicherweise hinter dieser Vermeidungsstrategie?

Sinnlichkeit ist nicht gleich Erotik

Die Übungen in diesem Buch zeigen Ihnen vor allem, wie sich das Spüren von Haut auf Haut intensivieren oder zurückholen lässt. Das ist eine wunderbare Grundlage. Doch achtsames Handeln hat auch damit zu tun, ungeübte Sinne zu schärfen. Um somit auch den – manchmal etwas einseitig oder eng betrachteten – Begriff der Sinnlichkeit zu füllen. Hier ein paar Denkanstöße, mit und ohne erotischen Kontext:

- Buchen Sie einen Bondage-Kurs. Achten Sie dabei auf ein für Sie stimmiges Ambiente. So gibt es beispielsweise Anbieter, die Tantra mit BDSM verknüpfen – und die in beidem geschult sind.
- Ein Abend in einem Dunkelrestaurant ist eine faszinierende Erfahrung. Selbst wenn ein zentraler Sinn – das Sehen – wegfällt, stellt sich dort Vertrauen ein. Das regt zum Reflektieren an und macht gleichzeitig großen Spaß.
- Sich im Sommer ein paar Decken und Proviant schnappen und eine Nacht draußen verbringen – am See, auf einem Hochhausdach oder in den Bergen. Alles, was Sie aus dem gewohnten Trott bringt oder was Sie als Teenager erlebt haben, ist erlaubt.
- Es gibt Dinge, die der eine Partner immer lernen wollte, aber der andere nicht? Dann bietet sich ein kleiner Tauschhandel an: Sie bekommt endlich Ihren Salsakurs, dafür machen beide gemeinsam den Motorradführerschein.
- Leicht abgewandelt: Lernen Sie gemeinsam etwas, das Ihnen ansonsten nie in den Sinn gekommen wäre. Vom Segelkurs bis hin zum Gleitschirmfliegen oder dem Barista-Kurs – idealerweise fordert es die Sinne und das Miteinander gleichermaßen.
- In größeren Städten gibt es frivole Clubs und Partys. Sie laufen oft unter Bezeichnungen wie »kinky« oder »sexpositiv«. Dort können Sie Ihre eigene Toleranz auf den Prüfstand stellen. Oder sehen und gesehen werden, ohne dass Sie gleich aktiv mit einsteigen müssen. Allein die Kostüme hierfür einzukaufen bereitet große Freude – und es lässt Sie Ihren Partner/Ihre Partnerin mit neuen Augen sehen.

Wandeln Sie diese Beispiele nach Belieben ab. Es geht darum, gemeinsam Mut zu beweisen. Für konventionelle Dinge bleibt Ihnen im Alltag genügend Zeit. Denken Sie während der Erlebnisse nicht allzu viel nach, sondern genießen Sie gemeinsam die neuen Eindrücke. Doch hinterher lohnt sich eine Bestandsaufnahme: In welchen Momenten waren Sie besonders offen und präsent? Was hat einen außergewöhnlichen Eindruck hinterlassen? Die Ergebnisse sind ein Hinweis darauf, welche Sinneseindrücke in Ihrem »normalen« Leben zu kurz kommen. Sie sind umgekehrt der Überzeugung, dass Ihnen nur härtere Spielarten liegen? Genau dann eignen sich die eher sanften Übungen aus diesem Buch. Nach unserer Erfahrung zeigen sie Wege auf, zu lernen, intensiver zu empfinden. Unabhängig davon, wie Sie Ihre Sexualität schlussendlich hauptsächlich ausleben.

3 Ich sehe was, was du nicht siehst: über Ungeduld & Erwartungen

Erfüllte Sexualität scheitert nicht selten an zu hohen Erwartungen beider Partner. Das bedeutet nicht, dass Sie Ihre Wünsche und Sehnsüchte aufgeben müssen, ganz im Gegenteil. Doch zunächst einmal gilt es, gemeinsame Grundlagen zu erarbeiten – genau darum geht es in diesem Kapitel.

Unterschiedliche Vorerfahrungen, Prägungen und individuelle Entwicklungen können in Begegnungen für jeden eine Herausforderung sein.

Der Gedanke, der andere könnte »besser«, »weiter« und »erfahrener« oder »verständiger« sein, setzt uns oft unter Druck – zusätzlich zur Prägung durch eine leistungsorientierte Gesellschaft. Diese Prägung macht auch vor sexuellen Kontakten und einer Begegnung mit dem langjährigen Partner nicht halt. Letztere triggern unser angeknackstes Selbstwertgefühl, lassen altbekannte Gedanken an Scham und Schuld aufblühen und unser Selbstvertrauen schwinden. Dann noch offen und frei für einen intimen Kontakt zu bleiben, ist nicht leicht.

Öffnen Sie sich für Ihre Berührbarkeit und Verletzlichkeit

Gern suchen wir dann den Fehler beim anderen, um uns und den Partner von unserer eigenen Unsicherheit abzulenken und um uns nicht mit unserer Verletzlichkeit zeigen zu müssen. Wir kreieren Erwartungen oder augenrollende Ungeduld und verschließen uns damit. Dies alles geschieht aus einem Grund: Wir wollen uns vor »Ent-täuschung« – das heißt, eine (Selbst-)Täuschung wird aufgedeckt und sichtbar – schützen, ebenso vor dem kritischen Blick von außen. Auf diese Weise entfernen wir uns jedoch von zwei wesentlichen und grundlegenden Aspekten einer nahen, intimen und achtsamen Begegnung: von unserer Berührbarkeit (Kapitel 12, S. 198) und von unserer Verletzlichkeit (Kapitel 6, S. 105). Das Herausfordernde dabei ist, dass wir uns damit von unserem gesamten inneren Erleben abschneiden.

Wir lenken uns von Gefühlen ab, die wir als unangenehm empfinden, etwa von Unsicherheit und Verletzlichkeit. Wir schalten so das gesamte restliche Fühlen mit aus oder dämpfen es zumindest.

Unser Organismus kann diesbezüglich nur zwischen »ganz« oder »gar nicht« unterscheiden. Wir trennen uns also selbst von einer wesentlichen Fähigkeit für die gelingende lustvolle und achtsame Begegnung ab: dem Fühlen. Dabei wundern wir uns nicht selten, warum sich jede weitere intime Begegnung ähnlich schal, verkorkst und unerfüllt anfühlt.

Äußerlich und innerlich hüllenlos

Was heißt das genau? Und was passiert da in uns? Die Grundlagen für eine lebendige sexuelle Begegnung voller Lust sind Offenheit und – Überraschung! – Nacktheit. Innen wie außen. Wir dürfen alle Hüllen fallen lassen. Nicht nur die textilen, sondern auch die inneren – die emotionalen und gedanklichen. Wenn wir derart nackt dastehen, dann erleben wir, dass wir nur so wirklich berührbar sein können. Körperlich wie auch emotional und seelisch. Derart schutzlos empfinden wir uns gleichzeitig als maximal verletzlich. Das ist herausfordernd und doch der erste Schritt in Richtung Selbstwertschätzung sowie gelebte Offenheit.

Unsere Erfahrung

Alma: Ich erinnere mich sehr lebhaft an mein allererstes Tantra-seminar. Eine Übung dabei war es, sich uns unserem Partner/unserer Partnerin nackt von allen Seiten und Winkeln zu zeigen, ja zu präsentieren, und uns wertschätzend und bewundernd betrachten zu lassen. Ich weiß noch, wie ich zunächst erleichtert dachte: »Puh, wie gut, dass ich für diese Übung eine Partnerin habe …!« Nichtsdestotrotz wurde ich sehr schnell von einer Flut alter Glaubenssätze und Selbstbezichtigungen überrollt, die während der gesamten Übung einen unablässigen, unüberhörbaren Gedankenreigen in mir tanzten.

Von Hitzewallungen, Herzklopfen und Körperscham begleitet, tönte es in meinem Inneren laut: »Du bist überhaupt nicht sexy! Zeig doch nicht so offen deine Speckrollen! Deine Schwangerschaftsstreifen sind so hässlich! Deinen Körper will doch niemand anschauen! Ganz ehrlich, da hilft auch kein wohlwollender Blick!« … Bla, bla, bla … Tausendmal hatte ich diese innere vernichtende Stimme schon gehört. Tausendmal habe ich ihr geglaubt und den Schmerz, meine Verletzlichkeit und die Traurigkeit dahinter nicht gefühlt, sondern mir ein »dickes Fell« zugelegt.

Der liebevolle, annehmende Blick meiner Übungspartnerin strafte jeden einzelnen Satz unmittelbar Lügen. Was meine Unsicherheit und den Schmerz nicht davon abhielt, sich mir offen zu zeigen. Ich vergoss viele Tränen, blieb dennoch weiter im Fühlen und berührbar. Nur durch das Dableiben und die erlebbare Offenheit konnte ich mich mit mir in der Situation arrangieren und mich immer freier fühlen. Eine wunderbare und heilsame Erfahrung, der noch unzählige ähnliche folgten, in denen ich Stück für Stück mein dickes Fell ablegen konnte.

Michael: Körperscham ist keineswegs nur ein Thema für Frauen, wie manche vielleicht denken mögen. Ich erlebte eine ganz ähnliche Übung wie Alma, zuerst nur im Kreis von Männern. »Kein Problem«, dachte ich. »Was soll mir hier passieren, unter Männern muss ich mich ja weder beweisen noch eine gute Figur machen.« Weit gefehlt. Es wurde eine der härtesten Prüfungen für mich. Unter anderem durch diese Übung ist mir klar geworden, wie viel Scham und fehlender Selbstwert in mir stecken. Andere Männer – nach außen hin scheinbar gestandene Kerle – berichteten von ganz ähnlichen Erfahrungen. Mir persönlich hat die Körperarbeit (dazu später mehr) geholfen, die Spirale aus Selbstzweifeln zu verlassen. Heute kann ich meinen Körper deutlich besser annehmen. Das hilft mir in der Intimität mit meiner Partnerin. Denn Scham hemmt das Sich-Einlassen genauso wie das Empfinden von Nähe, von Lust oder von Ekstase. Letzteres meint Sinnesempfindungen, die deutlich über das hinausgehen, was wir normalerweise erleben, und die höchst unterschiedlicher Natur sein können.

Annehmen und loslassen

Wie kann man nun lernen, sich liebevoll anzunehmen? Indem Sie sich, Ihren Körper, seine scheinbaren Makel, Ihre emotionale Verletzlichkeit und die alten inneren Wunden fühlen und anschauen, und indem Sie Ihre alten Flucht- und Kampfmuster aufgeben.

Man kann schmerzhafte Erfahrungen nicht loswerden, sondern sie lediglich integrieren.

Das geschieht dadurch, dass man lernt, sie anzunehmen und dann loszulassen. Dazu später noch mehr. Nur so sind Sie in der intimen Begegnung nicht permanent damit beschäftigt, sich zu schützen oder zu verstecken. Denn ein solches Versteckspiel kostet viel Energie. Es führt in der Regel zu nur scheinbar oder oberflächlich erlebter Nähe. Oder zu einem Gefühl des Unerfülltseins nach dem Sex. Auch Achtsamkeit ist so kaum möglich. Die Haltung des Ausweichens und Sich-Versteckens hinterlässt oft ein immer noch hungriges »Fast Food«-Gefühl. Nichts gegen Fast Food, wenn Sie es bewusst wählen und es wirklich genau so wollen. Doch wenn Sie auf Genuss, Nähe und Sinnlichkeit aus sind, dann ist eher »Slow Food« die Antwort.

Zudem gilt: Die Erwartungen, die Sie an sich selbst haben, können sich auf Ihren Partner übertragen. Genauso wie der kritische Blick, mit dem Sie sich betrachten. Das wiederum endet oft in psychischer (und auch körperlicher) Verkrampfung sowie in Sprachlosigkeit. Wenn es im Bett nicht geklappt hat, dann sucht jeder die Verantwortung beim anderen, anstatt sich seiner eigenen inneren, manchmal festgefahrenen Geschichte zuzuwenden. Hier hilft meist schon ein offenes und ehrliches Wort über die eigenen (unangenehmen?) Erfahrungen sowie Unsicherheiten. Nicht mit dem Ziel, dass Ihr Partner diese Unsicherheiten lösen oder rücksichtsvoll umschiffen möge (Kapitel 4, S. 68), sondern mit dem Ziel, dass Sie sich selbst wieder öffnen können. Um sich zu zeigen und den Knoten sichtbar werden zu lassen, der den Fluss ins Stocken gebracht hat.

Auch in diesem Fall empfiehlt es sich, dass Sie im Gespräch immer von sich selbst sprechen, indem Sie Ihr eigenes Erleben und Ihre eigene Wahrnehmung teilen, anstatt mit Du-Botschaften dem anderen die Verantwortung oder gar Schuld zuzuweisen, wie wir es in unserer Sozialisation oft gelernt haben. Unendlich hilfreich ist hierbei, im offenen Gespräch jederzeit zu erlauben, dass das Gegenüber eine andere Sicht hat. In einen achtsamen, gleichwürdigen (gleichwürdig meint, jederzeit eine Begegnung auf Augenhöhe möglich sein zu lassen, die in keine Richtung hin etwas bewertet) Kontakt zu finden, ist ein großes Geschenk. Und es ist der zarte Anfang, um eine oft neue, authentische und nahe Kommunikationsebene zu entwickeln.

Hierauf können Sie dann aufbauen, wenn Sie Wünsche und Visionen mit Ihrem Partner teilen möchten. Das Wunderbare am Wünschen ist, dass es offen ist und dass für Sie und Ihr Gegenüber immer beide Möglichkeiten vorhanden sind: Die Antwort kann schlicht »Ja« oder »Nein« lauten. So bleibt nie etwas Ungefähres oder Unklares hängen – vorausgesetzt, Sie haben den Mut, ehrlich in sich hineinzuhorchen, ehrlich zu antworten und auch eine ehrliche Antwort anzunehmen. Wenn Sie sich jetzt fragen: »Ja, und wie mache ich das?« Keine Sorge:

Im Verlauf dieses Buches finden Sie zahlreiche Hinweise dazu, wie man eine innere Haltung entwickelt, um sich selbst gegenüber bewusster und aufmerksamer zu sein.

Immer wieder innehalten

Der erste einfache und höchst wirksame Tipp für den Alltag ist, immer wieder kurz innezuhalten. Unterbrechen Sie Ihre Tätigkeiten von Zeit zu Zeit, atmen Sie dreimal tief durch. Kommen Sie so bei sich und in Ihrem Bewusstsein an, im Hier und Jetzt. Also in eben dem Moment, an eben dem Ort und in eben der Situation, an dem und in der Sie sich gerade befinden. Nehmen Sie auf, was Ihre Sinne wahrnehmen. Lassen Sie sich unter diesen Eindrücken für einen Augenblick oder einen Atemzug in Ihrem Inneren nieder. Dadurch lernt man ein Bei-sich-Ankommen und ein Bei-sich-Bleiben. Üben Sie dies zunächst in entspannten und alltäglichen Momenten. Erst in einem zweiten Schritt lässt sich die Erfahrung auf herausfordernde Begegnungen ausdehnen, aber auch auf Ihre Partnerschaft und Ihre Intimität.

Intimität wächst im Sich-Öffnen

Wenn Sie eine ehrliche, achtsame und offene (sexuelle) Begegnung suchen, sollten Sie zuerst darauf achten, auf sich selbst zu schauen. Beginnen Sie damit, Ihre Verletzlichkeit und Unsicherheit zu erkennen, die hinter der Fassade aus Erwartungen und Ungeduld lauert. Denn nur in gegenseitigem Sich-Öffnen, Sich-nackt-Zeigen kann Achtsamkeit und Gleichwürdigkeit wachsen. Nur so geschieht wirkliche Intimität. In derart nackten, nahen Begegnungen wie beim Sex zeigen sich oft tief verwurzelte Muster unserer Angst beziehungsweise der Angstabwehrmechanismen in uns. Scham und Schuld sind zwei wesentliche Mechanismen, die unser Erleben begrenzen. Sie entstehen aus Tabus und Verboten, die in der Regel nicht unsere eigenen sind, sondern die wir im Laufe unseres Lebens erlernt haben.

Bodyshaming

Alles, was es im World Wide Web dazu zu finden gibt, ist ein Aufschrei unserer Welt. Der Begriff Bodyshaming bezeichnet alle Formen der Diskriminierung und von Mobbing aufgrund des äußeren Erscheinungsbildes. Wir alle wünschen uns, doch bitte endlich so geliebt zu werden, wie wir sind. Zugleich suggeriert uns die bunte, leistungsorientierte Welt unaufhörlich, wie wir auszusehen, zu sein, zu riechen etc. haben, um ein Teil von ihr sein zu dürfen. Hier ist »Qualifikation in jeder Hinsicht« das Schlagwort. Zudem wirkt in unserer Kultur ein jahrhundertealtes gesellschaftliches Prinzip, das bis in unser Innerstes greift: das von Scham und Schuld. Diesen Aspekten der Angst in uns zu begegnen – und sie bewusst zu fühlen – liegt auf dem Weg zu einem achtsamen und wertschätzenden intimen Miteinander. Ohne dieses Bewusstsein ist wahrhaftige und nackte Offenheit mit meinem Gegenüber kaum möglich.

Wozu dient Scham?

Hierzu ein kleiner Ausflug in die Welt der psychologischen Theorien der Persönlichkeitsentwicklung: In jedem von uns gibt es einen inneren Kern, das Zentrum unseres Wesens. In ihm liegt die Kompetenz zu entscheiden, was uns guttut und was nicht. Wenn wir beispielsweise in unserer Kindheit die Erfahrung machen, dass dieser Kern nicht, geschützt durch ein geeignetes soziales Umfeld, wachsen und ausgebildet werden kann, so erlernen wir eine kompromisshafte Verhaltensweise als Schutzmechanismus. Es ist kein gereifter Anteil der Persönlichkeit, sondern eine rigide Struktur, die ein flexibles, freies Agieren und Reagieren in der Welt nicht erlaubt. Dann wächst aus Verunsicherung – und oft auch aufgrund wiederholter Beschämung durch unser nahes Umfeld (»Das tut man nicht!«, »Das ist pfui …!«, »Sei nicht immer so …!« etc.) – das Prinzip der Scham. Zum Schutz unserer Verletzlichkeit und als Mechanismus, der unsere Angst vor der Unberechenbarkeit der Welt reguliert. Das ist zunächst gut und sinnvoll, denn sonst würde uns der Mut fehlen, uns in der Welt und im Zwischenmenschlichen zu bewegen.

Scham (indogermanisch »skam« – das Hemd; gotisch »skaman sih« – sich bekleiden) ist also ein Schutzmechanismus. Er dient dazu, uns vor dem ungefilterten Kontakt mit der Welt zu schützen, aus Angst vor Verletzung. Auf diese Weise entwickeln wir ein »Hemd« aus Scham. Scham reguliert und »bewacht« zunächst unser fragiles Selbstwertgefühl. Ebenso unsere unfertige Begrenzung, wenn wir (noch) nicht gelernt haben, unser Inneres, also unsere eigenen inneren Räume, bewusst zu wahren oder unser Erleben zu kommunizieren. Der kreative Leibtherapeut Udo Baer, Gründer und Leiter der Zukunftswerkstatt »therapie kreativ«, nutzt in seiner Arbeit das Modell der »Bedeutungsräume«. Hierin zeigt er auf, dass wir Menschen im Laufe unserer Sozialisation unterschiedliche Grenzen um unseren inneren Kern entwickeln, sogenannte innere Räume. Sie helfen uns dabei, uns im zwischenmenschlichen Kontakt und in der Gemeinschaft mit anderen zu orientieren.

Das bedeutet, dass wir z. B. lernen, nicht jedem Unbekannten gleich um den Hals zu fallen, also seinen »intimen Raum« zu betreten. Sondern wir nähern uns in der Regel erst, wenn durch einen Kontakt im »persönlichen Raum« (»Gesprächsraum«) etwas Nähe und Vertrauen entstanden und damit Sicherheit erlebbar geworden ist. Diese inneren Räume geben uns die Möglichkeit zu entscheiden, wie viel Nähe wir ganz individuell erlauben können und wollen. Sie helfen uns bei der Wahl, wem wir nah sein möchten und wem lieber nicht so nah, und wie wir angemessen in Kontakt und Kommunikation gehen. Erst damit werden wir uns unserer eigenen Grenzen bewusst. Dann können wir mutig und neugierig in unterschiedlichste Begegnungen gehen – und offen für neue und differenzierte Erfahrungen sein.

»Ich bin ...«, »Ich bin nicht ...«

Ein gesundes Gefühl für uns und unseren Raum für unsere Entwicklung entsteht erst, wenn wir gelernt haben, zunächst unsere Begrenzungen zu spüren und daraus ein erstes, klares Selbstbild zu entwickeln (»Ich bin ...«, »Ich mag gern ...«, »Ich mag nicht ...«). Dieses
Selbstbild verändert sich im Laufe unseres Lebens konstant. Für den
Moment hilft es uns jedoch immer wieder, uns in der Welt zurecht-
und einen sicheren Platz zu finden. Diese klare Orientierung zu Beginn unserer Entwicklung kann in der Regel am besten geschehen,
wenn wir früh die Erfahrung eines umfassenden liebevollen Blicks
durch unsere engsten Bezugspersonen machen. Ein »Nachnähren«
und Herausbilden dieser Orientierung – sowie der Möglichkeiten in
uns – ist grundsätzlich immer möglich, auch im späteren Leben. Es
braucht dafür ein wertschätzendes Umfeld und/oder Gegenüber.

Schauen wir nun noch auf unseren »intimen Raum« – also auf die inneren Ebenen, die wir beim Sex betreten. Wird die Grenze unseres intimen Raums im Kontakt mit anderen Menschen nicht gewahrt, egal
ob nun mit Blicken, Worten oder Taten, dann erleben wir Beschämung. Dabei ist es zunächst unerheblich, ob wir über einen gesunden
Sinn für unsere Grenzen verfügen oder ob wir den Scham-Schutz nutzen, um uns zu schützen. Beschämung geschieht von außen. Nämlich
dann, wenn Menschen ohne Achtung und Respekt vor der Würde des
anderen handeln (»Würde« ist ein sehr interessanter Begriff in allen
Selbstliebe- und traumatherapeutischen Arbeitsbereichen, dessen intensive Klärung den Rahmen dieses Buches jedoch sprengen würde).
Also ohne Achtung vor der Tatsache, dass alle Menschen von Natur
aus gleich wertvoll sind. Durch ein solches Verhalten können viele
Türen verschlossen werden, sowohl zu unserem unbefangenen Lustempfinden als auch zu unserer Offenheit für körperliche Nähe.

Scham als gesellschaftliches Konzept

Unsere Gesellschaft und unsere Kultur bedienen sich ebenfalls gern des Konzepts der Scham, um uns moralisch zu binden. Scham wird tatsächlich aufrechterhalten, statt die Entwicklung einer offenen, verantwortungsvollen Haltung zur Sexualität zu fördern. Im fortwährenden Streben nach Leistung (meist vorgegeben von außen durch Elternhaus, Schule, Job etc.) sowie dem Verfolgen von Ideen, »wie man in der Welt zu sein hat«, ist Bewertung und somit Beschämung inbegriffen, wenn man solchen Ansprüchen eben nicht genügt. Die Beschämung wird dabei oft als Erziehungsmaßnahme genutzt, um unser freiheitliches und individuelles Handeln zu begrenzen. Sie schränkt somit unsere freie Entfaltung deutlich ein, insbesondere in der Sexualität. Denn die Gesellschaft kennt immer noch viele moralische und sexuelle Tabus sowie körperliche und ästhetische Ideale. Sie haben allesamt das Zeug dazu, uns mit unserem wackeligen Selbstwertgefühl mächtig in Bedrängnis zu bringen.

Haben Sie sich vielleicht in dem einen oder anderen Aspekt wiederfinden können? Wie geht es Ihnen, wenn Sie sich nicht zugehörig fühlen, weil Ihre Brüste zu schlaff oder nicht rund genug, Ihr Lingam (Penis, dazu später mehr) für Ihr Empfinden zu klein oder zu faltig, Ihr Bauch zu dick und Ihre Haare zu dünn sind? In der Regel werden Sie alles tun, ausgelöst durch Gedanken der Scham, um all dies zu verändern, richtig? Und wenn es Ihnen nicht gelingt? Wenn Sie keinen (attraktiven) Partner haben oder finden, kein Kind zeugen und keine Familie gründen – und damit den Erwartungen (Ihren eigenen oder denen anderer und woher auch immer sie kommen mögen) nicht gerecht werden? Oder wenn man Ihnen das Leben, das Kinderkriegen und den Stress ansieht? Diese Schleife wiederholt sich unaufhörlich. Es sei denn, Sie erkennen, dass nicht Sie als Person es sind, die falsch ist, sondern dass lediglich Ihr eigener Blick auf sich selbst verzerrt und ohne Mitgefühl ist. Oder der Glaube an den »wahren« Blick der anderen übermächtig.

Sie haben es selbst in der Hand

Dann dürfen Sie jetzt erkennen, dass es »nur« Sie selbst sind, der/die in der Lage ist zu entscheiden, ob Sie sich weiterhin mit kritischem Blick betrachten wollen und alles für ausweglos halten möchten. Oder ob Sie sich selbst Ihr Herz öffnen, sich berühren lassen und mutig sind, um Ihr Leben und sich zu genießen. Denn in der Tat: So einfach es klingt, so einfach ist der grundlegende Schritt. Es liegt in Ihrer Hand! In dem sich fortwährend drehenden Karussell unseres Lebens und im Laufe unserer Entwicklung entstehen viele Erwartungen, Regeln und Theorien. Dies geschieht durch unterschiedliche intime Begegnungen und das Bild in der Welt, wie wir (und Sex) im Allgemeinen zu sein haben. Diese Regeln, Erwartungen und Theorien »helfen« uns scheinbar dabei, uns selbst einzuordnen und uns in der verwirrenden Welt der unendlichen Möglichkeiten sicher zu fühlen.

Leider betreffen derlei Erwartungen, die oft über die Zeit zu knallharten und nicht selten für den Einzelnen unrealisierbaren Ansprüchen werden, nicht nur unsere Person, sondern wir projizieren sie allzu gern auf unsere Mitmenschen, besonders jedoch auf unseren Partner. Wenn Sie nun zu durchschauen und zu verstehen lernen, dass all diese inneren Überzeugungen, Haltungen und Ansprüche in erster Linie dazu dienen, Sie selbst und die anderen in Ihrer Nähe von Ihrer gefühlten »Unzulänglichkeit« abzulenken, dann sind Sie einen großen Schritt weiter gekommen. Das klingt provokant für Sie? Es bäumt sich Widerstand auf, wie »diese besserwisserischen Autoren es wagen können ...«? Dann erlauben Sie sich zu fühlen, welchen empfindlichen Punkt wir hiermit womöglich getroffen haben. Atmen Sie zuerst tief durch. Fühlen Sie und entdecken Sie, wie verletzlich Sie sind. Denn dann sind Sie sich bereits einen guten Schritt näher gekommen.

Diese Vorgehensweise empfehlen wir Ihnen grundsätzlich, wenn Sie beim Lesen dieses Buches an Grenzen und auf Widerstände stoßen: Halten Sie inne, atmen Sie dreimal bewusst ein und aus und fühlen Sie sich – mit all dem, was sich gerade in Ihnen in Bewegung gesetzt hat. Hören Sie das bekannte »Geschwätz« Ihrer Gedanken und entspannen Sie sich damit. Heißen Sie alles willkommen und begegnen

Sie sich, in jedem Absatz, in jeder Übung, in jedem »Jaaaa!« und in jedem lauten Widerstand. Das ist der lebendige Weg der Achtsamkeit. Er beginnt hier und jetzt, immer wieder, und bleibt dann ein ewiger Begleiter in Ihrem Alltag. Wenn wir hier Ihre Neugier geweckt haben, dann freuen Sie sich schon einmal auf das Kapitel zum Thema Selbstliebe (S. 104).

4 Die Abhängigkeitsfalle

Nicht gerade wenige Paare fühlen sich oder machen sich voneinander abhängig. Dann passiert es schnell, dass das Interesse am anderen weniger wird. Oder dass der lang ersehnte freie Abend in gegenseitigen Vorwürfen endet. Doch es gibt verschiedene Wege, um diese Spirale hinter sich zu lassen. Wir alle werden nackt, bedürftig und abhängig geboren. Als Baby müssen wir umsorgt, genährt, gewaschen, getragen und gehalten werden, um zu überleben. Wenn wir dies mit einer liebevollen Zuwendung und Aufmerksamkeit erleben, dann empfinden wir all das als allumfassende Liebe. Wir fühlen uns geliebt, erwünscht und sicher geborgen.

Jeder von uns hat jedoch auch erlebt, dass seine kindlichen Bedürfnisse nicht vollständig, nur kompromisshaft oder auch gar nicht erfüllt wurden. Etwa dann, wenn wir als Säugling lieber getragen werden wollten – und doch dauernd im Kinderwagen oder im Laufstall sein mussten.

Unsere Erfahrung

Alma: Ich habe als Baby einige Monate (etwa 4. bis 10. Monat) eine Spreizhose tragen müssen, die meine Beweglichkeit und Neugier deutlich einschränkte. In dieser Zeit habe ich viel Unsicherheit und Hilflosigkeit erlebt, weil ich eben nicht von etwas Verunsicherndem weg oder zu meiner Mutter hin krabbeln konnte. Etwa dann, wenn mich etwas erschreckt oder verwirrt hat. Ich war immer darauf angewiesen, dass meine Mutter kommt und mich aufhebt, mir Sicherheit gibt. Ich weiß inzwischen, dass ich als Kind sehr gern, viel und lange getragen werden wollte. Um der Welt zunächst von dieser sicheren Warte aus zu begegnen, und um mit meinen feinen und vielschichtig wahrnehmenden Sinnen zurechtzukommen. All das ohne ständig mit Fragen und Verunsicherung konfrontiert zu sein, weil ich meinen natürlichen Reaktionen und Bewegungsimpulsen nicht folgen konnte.

Selbstwirksamkeit

Diese Erfahrung, die wir notwendigerweise in der Welt brauchen, um uns selbstständig, frei und einigermaßen sicher orientieren und bewegen zu können, nennt man Selbstwirksamkeit.

Die grundlegende Selbstwirksamkeit lernen wir, indem wir erleben, dass wir in der Lage sind, uns selbst zu beruhigen, uns selbst zu helfen. Oder uns zu orientieren beziehungsweise einen Weg für den Umgang mit inneren Konflikten zu finden. Wir lernen, dass wir für uns sorgen können, weil wir ausreichend Ressourcen und Fähigkeiten haben, uns zu spüren und angemessen auf die Welt um uns zu reagieren. Daraus folgt, dass wir unsere Bedürftigkeit nicht von anderen stillen und uns umsorgen lassen müssen. Dass wir somit grundsätzlich auch nicht abhängig von ihnen sind oder werden. Allerdings machen wir uns oft abhängig, wenn wir uns von unseren Ängsten und der Vermeidung von Unangenehmem leiten lassen.

Das Erkennen Ihrer eigenen Bedürftigkeit und die Erfahrung Ihrer eigenen Selbstwirksamkeit spielen eine wesentliche Rolle, auch und gerade in einer intimen oder sexuellen Begegnung. Es ist der erste Schritt zu mehr Bewusstheit. Achtsam mit sich zu sein nimmt viel Druck. Aber auch, wenn Sie achtsam sind mit Ihrer eigenen Verletzlichkeit, mit Ihrer Unsicherheit oder mit den liebevollen Ressourcen, die Sie in sich tragen. Das schafft Freiraum für das Wachstum einer offeneren und lebendigeren Begegnung – mit sich selbst und auch mit Ihrer Sexualität. In der Regel finden Sie zu Ihrer individuellen Bedürftigkeit und zu Ihrer Fähigkeit zur Selbstwirksamkeit, indem Sie Ihre eigene Biografie betrachten. Ebenso wie die individuelle familiäre Situation, durch die Sie geprägt wurden.

Hierbei unterstützt Sie ein klarer Blick, an welcher Stelle Sie möglicherweise nicht »satt« geworden sind, z. B. in Bezug auf emotionale und auch körperliche liebevolle Zuwendung. Wo Sie sich also z. B. nicht gesehen oder nicht verstanden gefühlt haben. Ebenso gibt Ihnen Ihr alltägliches Erleben und Handeln – auch im nicht sexuellen Kontext – viele Hinweise, in welchen Bereichen Sie mit Ihren Ressourcen selbstwirksam und eigenverantwortlich umgehen und in welchen noch nicht. Im Alltag können Sie Ihren individuellen Mustern oft begegnen: Wenn etwa die Vorgesetzten wieder »nur« das Team loben, nicht aber Ihre Einzelleistung, obwohl Sie den wesentlichen Beitrag zum Projekt geleistet haben. Oder Sie fühlen sich angegriffen, wenn der Nachbar meckert, weil »irgendjemand« sein Fahrrad falsch geparkt hat. Wenn Sie sich in solchen Situationen davon berühren lassen, was Ihnen in Ihrem Inneren begegnet, dann werden Ihnen so manche Ihrer unbewussten Reaktionen deutlicher. Sie können dann irgendwann gelassener damit umgehen und müssen das innere Muster nicht widerspruchslos hinnehmen. Wie eine solche Selbstreflexion gelingen kann, lesen Sie im Folgenden.

Schweigen – fühlen – erkennen

Achten Sie auf die Momente, in denen Sie nicht in der Lage sind, sich selbst liebevoll »in den Arm zu nehmen« und sich mit Milde und Nachsicht zu betrachten. Sie zeigen, wo der Ausgangspunkt für Ihre ganz eigene »Abhängigkeitsfalle« liegt. Hier hilft eine sehr simple universelle Übung, um zu mehr Achtsamkeit mit sich selbst zu finden. Sie können die Übung jederzeit auch ohne (oder gerade ohne) den Partner machen. Sie hilft dabei, die eigenen Widerstände und Reaktionsmuster leichter zu erkennen und ihnen im Affekt nicht mehr folgen zu müssen. Eine Fähigkeit, die wir in jeder herausfordernden Situation oder Kommunikation nutzen und üben können, auch außerhalb der Partnerschaft.

Übung: Widerstehen & schweigen

Lassen Sie heute mindestens drei Situationen kommentarlos
verstreichen, die Sie normalerweise zu einer Rechtfertigung,
zu Widerworten, Jammern, »Maulen« oder zu zynischen und
ironischen Sprüchen etc. verleiten würden. (Die Liste der möglichen Reaktionsmuster unserer Vermeidungsstrategien ist noch
viel länger ... finden Sie im Laufe der Zeit Ihre eigenen Top 3!).
Widerstehen Sie dem Drang, unmittelbar zu reagieren. Geben
Sie sich somit den Raum, im Schweigen in sich hineinzuhorchen.
Was fühlen Sie gerade? Wie und wo reagiert Ihr Körper?

Atmen Sie hierzu dreimal tief durch, schweigen und fühlen Sie,
statt dem üblichen Reaktionsmuster zu folgen. Spüren Sie, wie
groß der Sog ist, doch etwas zu sagen. Oder zu diskutieren, sich zu
rechtfertigen etc. (Erinnern Sie sich an den Juckreiz aus Kapitel 1,
S. 24). Lauschen Sie, wie langatmig Ihre innere Stimme argumen-
tiert. Erkennen Sie, was darunter oder dahinter in Ihrem Inneren
auftaucht. Notieren Sie sich dieses Gefühl oder einen Satz, den Sie
damit verbinden, um es nicht zu vergessen.

Glaubenssätze erkennen

Wenn Sie diese Übung einige Tage wiederholt und »überlebt« haben
(für manche mag es sich tatsächlich so anfühlen), dann schauen Sie
sich an, welche Gefühle Ihnen begegnet sind – im Schatten Ihrer inneren Argumente und Lamenti. Vermutlich fallen sie alle recht ähnlich
aus. Vielleicht können Sie daraus ein bis zwei Glaubenssätze herausfil-
tern. Glaubenssätze sind Leitgedanken, die wir in der Regel bereits in
unserer Kindheit aufgestellt oder eingeimpft bekommen haben. Sie
dienten uns damals – und tun es oft auch noch heute – dazu, uns in
der Welt zu orientieren und sicherer zu fühlen. Meistens jedoch
schränken sie unsere Freiheit ein, unseren Gefühlen situativ und offen
zu begegnen. Alte Leitgedanken haben einen mitunter tiefgreifenden
Einfluss auf unser alltägliches Leben, obwohl sie rational betrachtet

meist nicht mehr unserer Weltsicht entsprechen. Eventuell haben Sie sogar die Stimme Ihrer Mutter, Ihres Vaters, Ihrer Schwester, von Bruder, Oma, Onkel, Lehrer/-in, Exmann oder -frau ... im Ohr, die eine ganz ähnliche Ermahnung ausspricht.

Danach schauen Sie, ob es ähnliche Sätze gibt, die bei intimen und emotionalen Begegnungen in Ihnen auftauchen. Erinnern Sie sich daran oder beobachten Sie unmittelbar, wie sie Ihre Möglichkeit, zuerst zu fühlen und dann besonnen zu reagieren, einschränken und Sie ausbremsen. Schon sind Sie mittendrin im Umfeld des Bewusstseins und der Achtsamkeit. Mithilfe dieses Leitsatzes oder dieser Leitsätze können Sie Ihre Forschungsreise beginnen: zum Kennenlernen Ihrer persönlichen Abhängigkeitsfalle und hin zur Entdeckung Ihres individuellen Selbstliebe-Weges. Zusammengefasst heißt das:

> *Wir alle haben irgendwann einen mehr oder weniger tiefgreifenden Mangel an Liebe und Zuwendung erlebt, den wir unbewusst in unsere erwachsenen (Liebes-)Beziehungen tragen. Damit geben wir den Auftrag, für uns selbst zu sorgen, in der Regel unreflektiert an unseren Partner weiter.*
> *Doch dort gehört er keinesfalls hin.*

Die eigenen Wünsche und Bedürfnisse zu kennen, ist hilfreich

In vielen Partnerschaften gibt es stillschweigende »Verträge«, die das Feld der eigenen Beweglichkeit und somit auch der Selbstwirksamkeit deutlich einschränken. »Du weißt doch, dass ich das nicht leiden kann, dass mich das verletzt, warum machst du es dann trotzdem?« ist ein vorwurfsvoller Satz, den man oft in Partnerschaften hört. In der Regel zucken wir innerlich zusammen, wenn uns jemand derart tadelt. Weil wir natürlich alles tun wollen, um den Partner glücklich zu machen.

Leider übersehen wir häufig, dass wir hierbei unsere eigenen Bedürfnisse und Wünsche beschneiden, unserem Partner zuliebe, und dass wir damit Unzufriedenheit säen. Wie viel schöner wäre es, in der Beziehung auch all die Dinge offen teilen zu können, die uns am Herzen liegen? Selbst die, die dem Partner möglicherweise missfallen?

Indem wir offen (berührbar und offen für alles, was außen passiert) und bei uns, bei unseren Gefühlen bleiben, können wir uns davon berühren lassen, was unser Gegenüber in uns auslöst. Oder was wir in ihm/ihr auslösen. Bitte verwechseln Sie das nicht damit, sich uneingeschränkt von Ihrem Partner verletzen und beschämen zu lassen. Es geht nicht darum, alle potenziell durch den Partner ausgelösten Verletzungen stillschweigend auszuhalten. Vielmehr handelt es sich um eine Einladung zum Fühlen. Der Partner ist hier oft nur der Transporteur des Triggers. Erkennen Sie, dass wir alle – in Bezug auf unsere Ängste, unsere Verletzlichkeit und Unsicherheit – meist unter unserer eigenen Missachtung und unseren Widerständen leiden. Weil wir uns daran festhalten.

Lassen Sie sich innerlich von dem berühren,
was sich »falsch« anfühlt.

Oder lassen Sie sich von dem treffen, was Sie normalerweise versuchen zu vermeiden. Dann verstehen Sie besser, was der Partner in Ihnen angestoßen hat. Dann können Sie beginnen, darüber zu sprechen. Etwa in der Form: »Das hat mich sehr getroffen, was du sagst, weil ich Angst davor habe, dass …« Durch dieses Vorgehen übernehmen Sie weiterhin die Verantwortung für Ihr Innenleben. Sie teilen sich mit, ohne Ihrem Partner den Auftrag zu geben, für Ihr Wohlbefinden und Ihre Unversehrtheit zuständig zu sein. Auf diese Weise zeigen Sie sich, bleiben Sie bei sich und sind mit Ihrer menschlichen Schwäche sichtbar. Das schafft Nähe und Intimität.

»Ich brauche dich und deine Liebe!«

Autsch! Ja, es ist schmerzhaft und doch so notwendig zu erkennen, dass der oben genannte Satz »Ich brauche dich und deine Liebe!« eine Illusion ist, und dass uns dies zu der Erkenntnis führt, schmerzhaft abhängig zu sein. Wir alle wünschen uns, angenommen und geliebt zu werden, so wie wir sind. Die Themen »Liebe« und »geliebt werden« sind auf der ganzen Welt allgegenwärtig. Sie vereinen die Menschen und beschäftigen uns in der Regel unser ganzes Leben lang, oft leider unbewusst. Dabei suchen wir unbewusst danach, den inneren Mangel an Liebe durch äußere Einflüsse zu beheben. Genauso wie den Zweifel daran zu tilgen, wirklich liebenswert und erwünscht zu sein. Wir glauben, dass wir immer schöner, besser, attraktiver und begehrenswerter werden müssen. Unser tiefer Zweifel sucht immer die Bestätigung im Gegenüber, insbesondere in sexuellen und in Liebesbeziehungen. So übertragen wir die Reste unserer kindlichen, existenziellen Angst – nicht versorgt und geliebt zu werden, weil wir es aus unserer Wahrnehmung heraus nicht wert sind – auf unseren aktuellen Partner.

Wenn nun von unserem Gegenüber keine Bestätigung kommt, dann fühlen wir uns nicht geliebt, nicht gewollt, nicht würdig. Und wenn es doch eine Bestätigung gibt, in Form von Komplimenten und Liebesbekundungen, verbraucht sie sich recht schnell. Weil das innere »Mangelgefäß« ein Loch aus fortwährenden Zweifeln hat. Darin versickert jedes schöne Wort, jede liebevolle Geste, jede Zärtlichkeit. Wir glauben, immer mehr davon zu brauchen. Oder wir können es nicht glauben, dass es wirklich wahr sein kann, was unser Partner uns sagt und zeigt. In diesem Fall ist unser Herz immer hungrig. Es ist nicht in der Lage, die Liebe zu fühlen, die es in sich trägt und die ihm geschenkt wird. Also lautet die bildlich gesprochene Quintessenz:

Betrachten Sie sorgfältig, ob Sie Ihr »Liebes-Gefäß«, Ihren Körper, Ihr Herz und Ihre Seele liebevoll betrachten und wertschätzen können. Schauen und erkennen Sie, ob Sie sich so annehmen und zeigen, wie Sie sind. Oder ob Sie sich doch eher danach sehnen, von Ihrem Partner »gehegt und gepflegt« zu werden und eventuell sogar »repariert« oder »heil« gemacht?

Schauen Sie, ob folgende Punkte auf Sie zutreffen:

- Sie halten sich gern und unbedingt am anderen fest, an festgelegten Begrüßungsritualen (z. B. Kuss, Umarmung, »Hallo Schatz!« etc.) und an einem »Das machen wir schon immer so«. Nach Momenten der Berührung und intensiver Nähe fühlen Sie sich nicht satt oder erfüllt.
- Sie können nicht genug Aufmerksamkeit bekommen, suchen immer wieder nach Bestätigung, Versicherung und Zuwendung durch den Partner.
- Beim Sex oder bei Streicheleinheiten haben Sie immer das Gefühl, nicht genug gegeben zu haben oder nicht zufrieden zu sein. Es bleibt immer etwas »offen« in Ihnen.
- Sie neigen zu Eifersucht, Misstrauen oder aber zu übertriebener Abgegrenztheit und scheinbarer Unantastbarkeit.
- Sie können nicht genug bekommen, wenn Sie berührt werden. Sie sind schnell beleidigt, wenn der Partner sich nach dem Sex etwas anderem zuwendet.
- Sie fühlen sich schnell nicht gesehen oder vernachlässigt, wenn Ihr Partner sich intensiv mit etwas anderem beschäftigt.
- Emotionales perlt an Ihnen ab. Sie steigen schnell aus, wenn es zu intensiv und nah wird.
- Sie kaschieren Ihre Unsicherheit und Verletzlichkeit mit Humor, ausweichenden Themenwechseln oder Gehabe der Art »Macho« und »Emanze«.

Verschiedene der oben genannten Punkte treffen auf Sie zu? Die Übung »Widerstehen & schweigen« (S. 71) zeigt Ihnen sehr deutlich, welche Gefühle Sie gern unterdrücken oder wegschieben – insbesondere dann, wenn Sie bei der Durchführung ehrlich und aufmerksam waren. Oder in welchen Fällen Sie die Schuld, die Lösung und/oder die Fürsorge für Ihre unangenehmen Gefühle gern bei Ihrem Partner suchen. Wenn Ihnen das noch nicht klar geworden ist, probieren Sie die Übung immer wieder. Auch geeignete therapeutische Hilfe kann Sie bei der Suche nach Klarheit unterstützen. Das ist vor allem dann hilfreich, wenn Sie über die Jahre hinweg viele Schichten an unverdauten psychischen Belastungen angehäuft haben, die Ihnen den Blick auf das Wesentliche verstellen.

In welchen Fällen suche ich die Schuld, die Lösung oder die Fürsorge für meine unangenehmen Gefühle bei meinem Partner?

Geben und Nehmen

Wir sprechen in Bezug auf Liebe und Partnerschaft oft von einem Geben und Nehmen.

Wir rechnen auf und erwarten von unserem Partner, er möge die Verantwortung für unseren Mangel und noch für vieles mehr übernehmen. Er soll uns mit seiner Liebe erfüllen oder gar »heil« oder »ganz« machen. Was wir dabei zumeist übersehen: Wir kreieren damit eine Abhängigkeit, die fortlaufend neue zu erfüllende Bedingungen und Erwartungen schafft. So erlauben wir, dass unsere intime, sexuelle Beziehung – die stets Offenheit und Freiwilligkeit erfordert – in einen engen und leistungsorientierten Rahmen gepresst wird. Nicht selten hören wir von Paaren Äußerungen wie beispielsweise:

- »Ich habe ein schlechtes Gewissen, wenn meine Frau keinen Orgasmus hatte, ich aber schon.«
- »Ich habe ein schlechtes Gewissen, wenn ich keine Erektion habe / vorzeitig ejakuliere / nicht zum Orgasmus komme etc.«
- »Deshalb mache ich oft weiter mit xy oder täusche einen Orgasmus und mehr Lust vor, obwohl ich eigentlich gar keine Lust mehr habe.«
- »Meine Frau ist enttäuscht oder beleidigt, wenn sie nicht rechtzeitig / gar nicht gekommen ist. Dann ist die Stimmung schon hin, dann geht es nicht mehr weiter ...«

Hier treffen gleich mehrere große Fragen aufeinander:
- Was macht Leistungsdruck mit unserer Offenheit und der Möglichkeit, uns bloß und verletzlich zu zeigen (Intimität)?
- Wie wichtig ist ein Orgasmus für erfüllenden Sex?
- Wer trägt die Verantwortung für Ihre Lust und Befriedigung?
- Was kann das Erlernen von Bewusstheit und Kommunikation in der sexuellen Begegnung verändern?
- Wie kommunizieren Sie konkret und angemessen Ihre sexuellen Wünsche und Anregungen/Ideen?
- Was wollen Sie von Ihrem Partner?
- Was erwarten Sie von ihm oder ihr in einer intimen Begegnung? Wie erleben und sehen Sie sich selbst als sexuelles Wesen?

Sie sehen, es gibt viele tiefgreifende Fragen und Themen, die daran beteiligt sein können, eine liebevolle Atmosphäre und einen achtsamen Raum in intimen Begegnungen zu schaffen – für Sie und für Ihr Gegenüber. In den folgenden Kapiteln greifen wir die wesentlichen dieser Fragen nach und nach auf.

Hilfreiche Grundlagen, um nicht in die Abhängigkeitsfalle zu geraten, sind also zunächst:

- ein waches Bewusstsein für Sie, Ihre Beweggründe und Bedürftigkeiten – also z. B. für Unsicherheit, Verletzlichkeit oder Hilflosigkeit
- Ihre inneren Ressourcen zu kennen, z. B. Mitgefühl, Geduld etc.
- Ihre grundsätzliche Bereitschaft, für Ihre Wünsche, Ihr Erleben und Ihre Lust selbst die Verantwortung zu übernehmen
- der Mut, sich selbst ehrlich zu begegnen

All dies sind gleichzeitig die wichtigsten Voraussetzungen für eine lebendige und erfüllende Sexualität. Der Satz »Das mache ich gern, dir zuliebe«, den viele Menschen häufig benutzen, hat unserer Erfahrung nach weniger mit Liebe im tatsächlichen Sinne zu tun. Er basiert vielmehr auf der Annahme, dass Liebe etwas will, etwas braucht oder von einem zum anderen bewegt werden muss. Also schlicht auf der Annahme, dass Liebe Leistung bedeutet. Hier haben wir es oft mit einer »Illusion von Liebe« zu tun, die in Wahrheit auf Angst und Abhängigkeit beruht. Die Angst besteht dabei meistens vor dem Verlassenwerden oder dem Nicht-geliebt-Werden.

Liebe im puren Sinne zeichnet sich
durch Freiwilligkeit und Ehrlichkeit aus.
Sie ist kein Handel, sondern ein Geschenk.
Ebenso wie unsere Sexualität.

Jeder trägt die Verantwortung für sich selbst

In einer sexuellen Begegnung geben Sie die Verantwortung für Ihre Lust in die Hand Ihres Gegenübers? Oder Sie tragen die Verantwortung für seine Lust? Dann begegnen Sie sich vermutlich in Wahrheit nicht »in Liebe« (englisch sehr schön und passend: »in love«), sondern in Angst. Sie handeln aus der Angst heraus, Sie könnten sich verletzt, verlassen, verloren und ungeliebt fühlen. Das nennen wir »Liebedienerei«. Eine solche »Liebedienerei« macht Sie abhängig vom guten Willen Ihres Partners. Sie geben damit die Verantwortung an Ihren Partner ab, überlassen ihm/ihr die Zügel. Dies entspricht in der Regel Ihrem Bedürfnis nach Sicherheit, selten jedoch Ihren eigenen lebendigen Wünschen. Insbesondere dann nicht, wenn Sie Ihre Wünsche (noch) nicht genau kennen oder nicht kommunizieren können. Hier zeigt sich erneut, wie hilfreich es ist, sich selbst besser kennenzulernen. Ebenso wie den eigenen Körper, seine Regungen und lustvollen Wünsche. Um dann zu üben, sie angemessen zu kommunizieren. Zusammenfassend also folgende Gedanken:

- Bedürftigkeit zeigt sich im grundlegenden Erleben von Verletzlichkeit, Unsicherheit, Hilflosigkeit, Ohnmacht sowie dem Gefühl des Verlassenseins und Sich-nicht-geliebt-Fühlens. Diese vorher genannten Aspekte sind Ausdruck der sogenannten psychischen Grundbedürfnisse.
- Bedürftig zu sein – das heißt (Grund-)Bedürfnisse zu haben – ist ein grundlegender Teil unseres Menschseins, den wir nicht ablegen oder loswerden können. Also bleibt uns lediglich, einen Weg zu finden, wie wir sie annehmen können. Wie wir lernen, der Bedürftigkeit in uns angemessen zu begegnen und mit ihr zu leben.
- Ihre körperlichen und psychischen Grundbedürfnissen zu erfüllen liegt für Sie als mündigem Erwachsenen immer in Ihrer eigenen Verantwortung. (Kinder und Menschen mit Behinderungen oder Krankheiten brauchen in der Regel Unterstützung.)
- Unsere psychischen Mechanismen der Angstabwehr versuchen, uns von den tiefen, in unserer Kindheit als existenziell und bedrohlich erlebten Gefühlen zu trennen. Weil unser Überlebenssinn trotz der

kindlichen Überforderung und fehlenden Konfliktlösungskompetenz damals »wusste«, dass wir ihnen sonst schutzlos ausgeliefert gewesen wären. So lieben z. B. in der Regel Kinder ihre Eltern, auch wenn sie von ihnen nicht gut oder sogar lieblos behandelt werden.

- Im Erwachsenenalter verfügen wir über andere Ressourcen und haben in der Regel Wege kennengelernt, um innere Konflikte tatsächlich zu lösen und unangenehme Erfahrungen zu verarbeiten. Beispielsweise können wir lernen, Menschen, die uns verletzt oder enttäuscht haben, zu verzeihen und ihnen unser Herz wieder zu öffnen.

- Solange wir uns nicht bewusst entscheiden (können), unserer Bedürftigkeit und ihrem existenziellen Charakter pur und liebevoll – also mit unserer Selbstwirksamkeit, unserem Mitgefühl für uns selbst – begegnen zu wollen, greifen sinnvollerweise unsere Angstabwehr und unsere Vermeidungsmechanismen.

- Gedanken wie »dir zuliebe« sind meist Ausdruck der Angst, ungeliebt zu sein und verlassen zu werden, wenn wir den Ansprüchen unseres Partners nicht gerecht werden.

Gehen Sie auf Forschungsreise

Lassen Sie sich viel Raum, nehmen Sie sich ausreichend Zeit, um all diesen Anregungen nachzuspüren. Begeben Sie sich auf die Spur Ihrer ganz eigenen, unausgesprochenen Ansprüche sowie der zugrunde liegenden Bedürftigkeit. Notieren Sie sich Ihre Entdeckungen und Erkenntnisse – reflektieren Sie sie von Zeit zu Zeit neu. Betrachten Sie auf Ihrem Weg, welche Schritte Sie bereits gegangen sind und wofür Sie noch mehr Zeit und Mut brauchen. Es ist eine Forschungsreise, ein Entdecken tief versunkener Schätze sowie ungenutzter Möglichkeiten. Es birgt eine große Freude, sie wiederzufinden und ihnen einen Platz im Leben und im Zusammensein mit dem Partner zu geben. Ihre verborgenen Schätze sind ein Quell der Lebendigkeit und Lust, der Nähe und der liebevollen Begegnung.

5 Der Einstieg: Kommunikation ohne Worte

Wir alle haben es bis zu einem gewissen Grad verlernt, zu berühren und uns berühren zu lassen. Sowohl auf körperlicher als auch auf seelischer Ebene. Berührung hat viel mit »erlauben«, »loslassen«, »sich fallen lassen« und gegenseitigem Vertrauen zu tun. Sie haben mit all diesen Punkten Ihre Schwierigkeiten? Willkommen im Club, damit sind Sie keineswegs allein. Wir beobachten in unseren Trainings immer wieder, wie selbst die Männer und Frauen damit hadern, die scheinbar sehr souverän durchs Leben gehen. All das wirkt sich unbewusst darauf aus, wie befreit und ungezwungen Ihre Sexualität ist – oder eben nicht. Uns alle prägen Erfahrungen, die unser Vertrauen erschüttert haben, statt es aufzubauen. Ob nun in unserer Familie, in früheren Beziehungen oder in der aktuellen Partnerschaft. Die gute Nachricht: Sich unbefangen zu berühren und berühren zu lassen, so wie wir es alle als Säugling oder als Kind taten, kann man erneut lernen.

Noch ein Hinweis: Die Tipps und Übungen von diesem Kapitel an bis Kapitel 7 sollten Sie zunächst einmal nur für sich selbst betrachten und durchführen – ohne Ihre Partnerin oder Ihren Partner miteinzubeziehen. Wir empfehlen, eine Art Bestandsaufnahme zu machen: Wie sehr können Sie vertrauen, innerhalb der Beziehung und auch darüber hinaus? Bis zu welcher »Tiefe«, welchem Empfindungsgrad erlauben Sie sich Berührungen? Und wann stoßen Sie an innere Widerstände? Versuchen Sie nicht gleichzeitig, diese Fragen stellvertretend für Ihr Gegenüber zu beantworten. Wir sind schnell bei einem Urteil der Art »Was Vertrauen/Loslassen angeht, kannst du sicher noch dazulernen«. Doch das wäre wenig hilfreich. In welchen Bereichen unserer Persönlichkeit wir wachsen wollen, diese Erkenntnis muss in jedem selbst reifen. Nur dann reift die Veränderung auch.

Viele Menschen wissen gar nicht, dass sie Berührungen nur bis zu einem gewissen Grad erlauben können, ab dem sie blockieren, »dichtmachen« oder abschweifen. Denn die Verhaltensstrategien, mit denen

wir uns vor »zu viel« Nähe schützen – um beispielsweise unangenehme Erfahrungen aus der Vergangenheit nicht erneut zu erleben oder
um mögliche Verletzungen zu vermeiden –, sind äußerst vielfältig.

Erkennen Sie sich in manchen der folgenden Muster wieder?

- Sie befreien sich gern aus längeren oder festen Umarmungen. Etwa
  dann, wenn Ihnen der Partner beim Einschlafen zu dicht auf die
  Pelle rückt.
- Zweisamkeit in Ruhe und scheinbar untätig halten Sie nur schwer
  aus. Schließlich gibt es immer etwas zu tun – im Beruf, am Haus
  oder mit den Kindern.
- Bei Streicheleinheiten »geben« Sie lieber, statt zu empfangen und
  sich an den Berührungen zu erfreuen.
- Sie sind der Meinung: Sex ist toll, Kuscheln wird jedoch überbewer-
  tet. Das Vorspiel machen Sie nur, weil Ihr Partner es nun mal ein-
  fordert.
- Auch die Aussage »Echter Sex braucht einen Höhepunkt/Orgasmus«
  können Sie unterschreiben.
- Ihre (früheren) Partner haben Ihnen bereits eines oder mehrere der
  folgenden Attribute an den Kopf geworfen: lieblos, unkreativ, un-
  romantisch, gefühlsarm, kalt, egoistisch, beziehungsunfähig. (Wichtig: Diese Einstufung muss deswegen noch lange nicht zutreffen!
  Aber wenn Sie sie öfter hören, von verschiedenen Menschen, dann
  ist es hilfreich, etwas genauer hinzuschauen.)
- Sie spüren nicht viel, wenn Sie berührt werden. Oder Sie schalten
  weg, sind dann schnell bei den Aktienkursen und beim letzten
  Elterngespräch.

All das sind Indizien dafür, dass Sie nicht wirklich ins Spüren kommen. Oder dass Sie es gar unbewusst vermeiden. In die Unnahbar-
keitsfalle können selbst die tappen, die sich scheinbar stetig um die
Partnerschaft bemühen, sehr aufmerksam sind, am anderen »kleben«
oder regelmäßig Zärtlichkeiten austauschen. Dann ist nicht zu wenig
Kontakt das Problem, sondern der Umstand, dass die Betroffenen den
körperlichen und seelischen Austausch nicht in voller Tiefe an sich he-
ranlassen. Frauen und Männer, auf die das zutrifft, geben nach außen
hin ein perfektes Liebespaar ab. Doch im Innern fühlen sich beide

Beteiligten seltsam leer – und das Umfeld wundert sich, wenn die scheinbar heile Welt plötzlich zerbricht.

Berührungen können sogar schmerzhaft sein

Es gibt unterschiedliche Stufen des Phänomens. Manche Menschen können Berührungen nur zeitweise oder nur sehr oberflächlich genießen. Das führt oft dazu, dass sie im Körperkontakt nie wirklich zufrieden und »satt« sind. Einige suchen dann nach Kompensation, etwa durch Seitensprünge oder durch Suchtverhalten (Pornosucht, häufig wechselnde Sexualpartner etc.). Andere geben die Intimität gänzlich auf, um nicht mit ihrem Mangel konfrontiert zu werden. Es gibt aber auch Frauen und Männer, die tatsächlich Angst vor Berührung haben (körperlich und/oder seelisch) oder die intensive Berührungen sogar als unangenehm bis schmerzhaft erleben. Hier fehlt es manchmal an einer »Fühlgrundlage« im körperlichen System, die sogenannte Tiefensensibilität, die wir als Kind durch körperliche Erfahrungen wie Hinfallen, Gehaltenwerden etc. erlernen. Manchen Menschen, die so empfinden, hilft es zu wissen, dass ihre »Unfähigkeit« gar nicht so selten ist und dass es Wege und Möglichkeiten gibt, zunächst diese Grundlage im Körper zu »füttern« – bevor das Nervensystem anschließend bereit ist, subtilere Berührungsqualitäten anzunehmen und zu genießen. Etwa körpertherapeutische Angebote, die Sie an die Hand nehmen und auf dem Weg in ein neues Spüren begleiten. Denn ähnlich wie beim Thema Selbstvertrauen ist es hilfreich, im ersten Schritt auf die Partnerin oder den Partner zu verzichten.

»Sucht« nach Berührung

Andere Menschen wiederum sind fortlaufend auf Berührung aus und fordern sie bisweilen exzessiv ein. Die Gründe dafür sind vielfältig. Etwa tiefe Verlustängste, ein Trauma, ein Umbruch in der Pubertät oder zu viel/zu wenig Berührungen in der Kindheit. Wenn die Einschränkungen sehr stark sind, dann macht dies eine enge Beziehung und eine erfüllte Sexualität fast unmöglich. In diesem Fall ist professionelle therapeutische Unterstützung gefragt.

Es muss natürlich längst nicht so dramatisch sein. Wir alle können dazulernen, wenn es um die bewusste Wahrnehmung von Empfindungen geht – denn genau das bedeutet »sich berühren lassen« in der Praxis. Hier nun die wichtigsten Bausteine auf dem Weg zum Spüren und damit auch zu intensiverem Sex.

Selbstvertrauen entwickeln

Wir denken beim Thema Berührung meist an die Interaktion zwischen zwei Menschen. Doch zunächst einmal geht es bei dem Erlernen von Berührung rein um Sie als Einzelperson, nicht um die Beziehung. Schließlich ist Letztere oft von Dynamiken geprägt, die dem Sich-berühren-Lassen im Weg stehen können – etwa bestimmte Erwartungshaltungen beim »Geben« und »Nehmen«. Horchen Sie also zunächst einmal in sich hinein, wie es um Ihre Berührbarkeit steht. Nehmen Sie dazu am besten die im vorigen Abschnitt aufgeführten Fragen beziehungsweise Muster zu Hilfe. In Erweiterung zum Lustogramm (S. 21) lohnt es sich, auch hier ein kleines Tagebuch zu führen, also ein »Spürogramm«: Unter welchen Umständen und in welchen Situationen können Sie sich eher fallen lassen? Wann gelingt dies weniger gut? Wie ist es bei einer fremden Person, etwa im Rahmen einer Massage, im Vergleich zum Partner? Und wie entwickelt sich das Ganze mit der Zeit, etwa mit der Unterstützung durch die Übungen aus diesem Buch?

Probleme mit Berührungen können zu Selbstblockaden führen

Frauen und Männer, die mit Berührungen ihre Schwierigkeiten haben, verurteilen sich dafür, dass sie so wenig spüren und dass sie oder ihr Körper demnach »nicht richtig funktionieren«. Bei der seelischen Berührbarkeit ist das meist recht ähnlich. Die Aussage lautet dann »ich kann nicht tief genug lieben« oder auch »körperliche Nähe und Berührungen oder Sex sind nicht so meins«.

Unsere Erfahrung

Michael: Ich habe heute noch damit zu kämpfen, wenn sich meine Berührbarkeit scheinbar verabschiedet, nach Phasen des intensiven Empfindens. Oder wenn nach der tiefen sexuellen Ekstase – die ich manchmal bei tantrischen Praktiken oder in tiefer Verbundenheit mit meiner Partnerin empfinde – der Alltag folgt. Solche Durststrecken können von wenigen Tagen bis hin zu mehreren Monaten dauern. Was mir immer wieder hilft, ist Vertrauen: Die Berührbarkeit ist tief in mir verankert, so wie in allen Menschen. Sie mag schlafen, sie will von mir erweckt werden, aber sie geht nie gänzlich weg.

Die Folge aus diesen Selbstzweifeln ist, dass die Betroffenen innerlich blockieren und dann erst recht nichts mehr geht. Ein Teufelskreis. Der Weg heraus besteht in mehr Selbstvertrauen und mehr Selbstliebe – Kapitel 6 widmet sich sehr ausführlich diesem Thema.

Sich berühren zu lassen führt zu einem tieferen Körperbewusstsein. Dieses Körperbewusstsein verstärkt dann wiederum das Selbstvertrauen. So lautet die relativ einfache Erfolgsformel zahlreicher körpertherapeutischer Ansätze. Doch wie gelingt er, der erste Einstieg in die Berührbarkeit?

Berührung neu lernen

Sich emotional tief gehende Berührungen zu erlauben und sie zu genießen, das kann man lernen und üben – behutsam und mit viel Geduld. Genauso wie man einen Muskel oder eine Gehirnzelle in Bewegung hält. Bei jeder Berührung, die Sie achtsam und ohne Ablenkung empfangen, bilden sich neue Synapsen – Ihre »Berührbarkeit« steigt. So wie es direkt nach unserer Geburt der Fall ist. Unabhängig davon, warum diese Berührbarkeit seither gelitten hat, lernt das Gehirn quasi: »Ah, so fühlt es sich an, wenn ich berührt werde.« Das klingt banal, dennoch registrieren wir im Alltag oft nicht mehr bewusst, wie sich eine derartige Berührung konkret anfühlt – z. B. dann, wenn unser Kopf mit anderen Dingen beschäftigt ist. Mit der Zeit und mit regelmäßiger Praxis ist unser Gehirn zudem in der Lage, zwischen unterschiedlichen Qualitäten der Berührung zu differenzieren. Also etwa, bis in welche Tiefen des Körpers, aber auch des Bewusstseins sie vordringt und welchen Anteil die körperliche und die seelische Berührtheit dabei haben.

Berührungscoaching

Solche Angebote gibt es keineswegs nur für psychische Leiden oder sexuelle Störungen. Eine relativ neue Form ist das sogenannte Berührungscoaching. Eines vorweg: Der Begriff Berührungscoaching ist nicht geschützt. Es gibt auch keine einheitliche Definition. Die Anbieter kommen aus den unterschiedlichsten Richtungen – von der Körper- und Psychotherapie über Reiki, Shiatsu, Yoga, Tantra, heilpraktische Ausbildungen bis hin zur klassischen Massage. Jede und jeder versteht etwas leicht anderes darunter. Wir geben Ihnen gleich noch einige Tipps, woran man seriöse Angebote erkennt. Wem dies zu wenig Substanz bietet oder wer einen wissenschaftlichen Ansatz bevorzugt, für den gibt es alternativ diverse Möglichkeiten einer körperorientierten Psychotherapie.

Ein Berührungscoaching begleitet die empfangende Person dabei, einen neuen Zugang zum Spüren, zum Körper und zu sich selbst zu bekommen. Dabei wird meist ein zuvor gesetztes Ziel beziehungsweise Thema näher betrachtet und erforscht. Vor jedem Coaching gibt es ein oder mehrere ausführliche Vorgespräche. Darin wird das »Spürogramm« der empfangenden Person erarbeitet, sie benennt zudem ihre Wünsche, aber auch ihre Grenzen. Der Coach oder die Coachin erläutert die Methode und den genauen Ablauf.

Er oder sie stellt dabei Fragen wie:

- Was ist Ihr Ziel beim Coaching?
- In welchen Bereichen Ihres Körpers wünschen Sie sich mehr Präsenz und warum?
- Welche Erfahrungen haben Sie mit Berührungen gemacht?
- In späteren Einheiten des Coachings: Wo und wann haben Sie im Coaching ein positives Körperempfinden, wo und wann nicht?

Danach geht es in die Übung. Der Coach zeigt unterschiedlichste Wahrnehmungsqualitäten des Körpers auf. Mit einzelnen Berührungen, abgestimmten Sequenzen oder ganzen Massageeinheiten.

Dann folgt die Nachbesprechung:

- Wo hat sich etwas verändert?
- Welche Berührungen wurden wahrgenommen, welche nicht oder nur wenig?
- Was war angenehm, was weniger?

Nach mehreren Sitzungen – teils auch mit »Hausaufgaben« – sollte nach und nach ein Unterschied spürbar sein. Das Coaching hilft Ihnen dabei, Ihr Körpergefühl zu verbessern. Teils begegnen Sie dabei Wahrnehmungen, die Sie so bislang nicht kannten oder die Sie schon lange nicht mehr erlebt haben. Es bedarf der anschließenden regelmäßigen Übung, um diese Erfahrung zu festigen. Dann wird das Empfinden nach und nach generell immer »fühliger« und achtsamer, auch abseits der körperlichen Ebene. Gute Coaches geben dabei Hinweise, wie sich der Erfolg der Sitzungen auf den Alltag übertragen lässt.

Leider gibt es keinen Verband der Berührungscoaches, bei dem sich seriöse Anbieter erfragen ließen. Einige Mitglieder des Tantramassage-Verbands e. V. bieten es jedoch ebenfalls an. Die Plattform Trusted

Bodywork (S. 229) lässt in der Regel nur zertifizierte Berührungs-coaches und Massageanbieter zu, sie listet ebenso ein gefiltertes Angebot. Sexualtherapeutinnen und -therapeuten, egal ob mit der Bezeichnung »Psychotherapeutische Psychotherapeuten« oder »Heilpraktiker (Psychotherapie)«, dürfen aufgrund ihrer Zulassung nicht in derselben Praxis und unter demselben Angebot aktive Berührungscoachings bzw. Massagen anbieten. Denn das widerspricht der gesetzlichen Definition der allgemeinen psychotherapeutischen Heilerlaubnis, in der »körperliche Behandlungen« der Klienten – anders als bei Ärzten oder Vollheilpraktikern – nicht erlaubt sind.

Informieren Sie sich umfassend über die Anbieter

So oder so: Lesen Sie sich die Profile der Massierenden oder der Coaches gut durch: Sagen Ihnen die Ausbildungen und gegebenenfalls die therapeutischen Erfahrungen zu? Klären Sie vorab in einem Telefongespräch zudem, ob die Chemie zwischen Ihnen passt. In jedem Fall gehört auch ein ausführliches Vorgespräch vor Ort dazu, bei dem Sie sich immer noch für oder gegen die Massage entscheiden können. Professionelle Anbieter werden Sie niemals zu etwas überreden, sie machen auch keine Versprechungen. Seriöse Profis fragen Ihre Wünsche genauso ab wie Ihre Grenzen und berücksichtigen sie jederzeit.

Berührung stärkt das Körperbewusstsein

Berühren und berührt werden neu zu erlernen – egal ob nun mit der Hilfe von außen oder im Rahmen Ihrer Beziehung – ist für manche die Voraussetzung, um bewusstere Formen der Intimität kennenzulernen. Berührung stärkt das Körperbewusstsein. Nach innen schauende Methoden, die die Selbstwahrnehmung schulen – wie etwa die Körperbeobachtung im Rahmen der Meditation –, unterstützen diesen Prozess ebenfalls. Heutzutage lernen wir oftmals fast nur noch im Kopf, nicht mehr im Körper. Etwa sobald wir in die Schule kommen, später bei der Beschäftigung mit Smartphone, Tablet & Co. oder in unserem kopflastigen Beruf. Mit unserem Körper hingegen beschäftigen wir uns meist nur dann, wenn er sich schmerzhaft und unangenehm meldet – wenn wir also körperliche Beschwerden haben. Es wird Zeit, sich wieder mehr »Körper« und mehr Berührung zu gönnen.

Einseitige Berührungen können zu Ablehnung führen

Noch ein Hinweis für Paare, die ihre Intimität leben und dennoch eine gewisse Distanz spüren: Stets ähnliche Abläufe im Bett – mit einem vorhersehbaren Ende – können ebenso dazu führen, dass man irgendwann nur noch wenig oder gar keine Berührung mehr annehmen kann. Dann lohnt es sich ebenso, wenn jeder zunächst für sich schaut: Wie lassen sich vorgegebene Abläufe und eingefahrene Muster unterbrechen? In Bezug auf die eigenen Handlungen ebenso wie innerhalb der Paardynamik? Wie würde eine Sexualität aussehen, die man zunächst rein für sich entwirft, mit Impulsen aus den ureigenen Bedürfnissen? In den nachfolgenden Kapiteln folgen zahlreiche Hinweise und Übungen hierzu.

Die Tantramassage

Eine weitere Möglichkeit ist die Tantramassage. Der Begriff Tantra löst oft Assoziationen wie »schlüpfrig« oder »esoterisch« aus, da er auch von Anbietern vermarktet wird, bei denen weniger achtsame erotische Offerten im Vordergrund stehen. Oder bei denen die Grenzen der empfangenden Person nicht geachtet werden. Sprich: Hier gibt es Dienstleister und Privatpersonen, die den Begriff Tantra nur als Deckmantel nutzen, was sogar zu einer negativen Erfahrung führen kann. Wir raten deswegen zu zertifizierten Anbietern mit entsprechend fundierter Ausbildung (dazu gleich noch mehr) oder zu Empfehlungen von Freunden und Bekannten, die bereits eine solche Massage empfangen haben. Dann kann die tantrische Massage ein wunderbarer Einstieg in die Welt der achtsamen Sexualität sein – bei uns Autoren war es nicht anders. Die Methode wirkt vor allem deswegen so intensiv, weil sie die abstrakte Ebene der Achtsamkeit mit ganz praktischer Erfahrung verknüpft.

Die Tantramassage ist eine ganzheitliche Massage. Sie bringt die empfangende Person zurück ins Spüren und zu sich selbst. Dabei bezieht sie – nach Absprache mit der Masseurin oder dem Masseur – den gesamten Körper mit ein. In der tantrischen Philosophie geht es darum, alle Bereiche des Lebens anzunehmen und zu bejahen, gerade auch die Sexualität.

Diese besondere Form der Massage eignet sich üblicherweise in folgenden Situationen:

- Sie wollen zurück ins Spüren kommen, Ihren Körper und Ihre Sinne wieder deutlicher wahrnehmen.

- Sie lernen Ihre ureigene Sexualität intensiver kennen, um die daraus entstehenden Wünsche besser zu äußern, egal ob für sich selbst oder für die Partnerschaft.

- Die Energiezentren im Körper werden erlebbar gemacht, harmonisiert und gestärkt. Das hilft Ihnen dabei, bewusster mit Ihrer Sexualenergie umzugehen und diese neu entdeckte Kraft zu nutzen.

- Sie wollen mehr über sich, Ihren Ursprung und Ihr sexuelles Wesen erfahren, um sich ganz mit Ihren weiblichen und/oder männlichen Aspekten anzunehmen. Sie lernen bei Bedarf, Ihren Intimbereich (besser) zu fühlen.

- Manche nutzen die dabei entstehende Energie, um sie zu transformieren und einen tieferen Bewusstseinszustand zu erreichen. Der Tantrismus ist jedoch keine Religion mit dogmatischen Vorstellungen, eher eine Art Lebensphilosophie. Sie müssen nicht spirituell interessiert sein, um die Massage annehmen zu können.

Eine tantrische Massage ist eine sehr intensive Erfahrung. Sie bringt viele Männer und Frauen in Kontakt mit starken Gefühlen. Bislang unentdeckte Empfindungen und Lust können dabei ebenso auftreten wie unterschiedlichste andere Emotionen, auch im Wechsel. Etwa tief verwurzelte Trauer, Wut, Ekstase bis hin zur tiefen Entspannung. Wenn schwierige Erfahrungen oder gar ein Trauma Ihr Leben geprägt haben, dann sollten Sie dies vorab unbedingt mit dem Masseur beziehungsweise der Masseurin besprechen. Das gilt genauso für Berührungscoachings, selbst wenn diese einen weniger intimen Fokus haben. Seriöse Anbieter mit fundierter Ausbildung begleiten den Prozess

der Berührung intensiv und schrittweise. Auch hier gibt es ein ausführliches Vor- und Nachgespräch zu jeder Einheit.

Yoni- oder Lingam-Massage

Die optionale Vertiefung der Massage – die Yoni- oder Lingam-Massage (Sanskrit für den weiblichen und den männlichen Intimbereich,
also für die Vulva/Vagina und den Penis) – macht die Körpererfahrung
so einzigartig – über das generelle Neu-Erlernen davon, berührt zu
werden, hinausgehend. Eine Yoni- oder Lingam-Massage bezieht den
Intimbereich achtsam mit ein, und damit die sinnlichen Energien. Dabei lernen manche erstmals Bereiche und Empfindungen ihrer Yoni
oder ihres Lingams kennen, die man normalerweise nicht spürt oder
nicht so gut. Genau das macht die Grundlage und den Einstieg in die
Welt der achtsamen Sexualität aus. Zugleich können die Yoni- und die
Lingam-Massage sexuelle Blockaden lösen, die gleichsam in unserem
Körper gespeichert sind. Ein sehr intimer Akt, der jedoch einen klar
definierten Rahmen hat: Eine Tantramassage ist kein Sex. Es kommt
zu keinem sexuellen Austausch oder gar Geschlechtsverkehr zwischen
gebender und empfangender Person, die Rollen sind bei seriösen Anbietern jederzeit klar getrennt. Eine Tantramassage ist dennoch sehr
sinnlich. Lust ist dabei ebenso willkommen wie alle anderen Erfahrungen. Sie muss jedoch keineswegs im Vordergrund stehen und wird
auch nicht künstlich stimuliert – der Masseur/die Masseurin regt Sinneswahrnehmungen und Körperempfinden an, verfolgt aber selbst
kein Ziel.

Den eigenen Körper langsam mehr spüren

Die meisten Empfangenden berichten nach einer Massage oder einem
Coaching, dass sie sich deutlicher und facettenreicher spüren. Es kann
jedoch sein, dass Sie mehrere Anläufe benötigen, um eine solche Erfahrung zu machen. Sie haben generell Schwierigkeiten damit, Ihren
Körper wahrzunehmen? Dann sollten Sie die Erwartungen an die

erste Massage oder das erste Coaching nicht zu hoch ansetzen. Unser Körper und unser Nervensystem brauchen hier – ebenso wie unsere Sprache, die oft noch keine Worte für eine neue Erfahrung hat – etwas Zeit, um neue Erfahrungen einzuordnen, zu verknüpfen und Bilder und Worte dafür zu finden. Sprechen Sie diesen Punkt im Vorgespräch an, wenn Sie denken, dass Sie hierfür Raum benötigen. Dann kann sich die massierende Person mehr Zeit für das gezielte Hinspüren nehmen. Er oder sie verweilt dabei an einzelnen Punkten, um so das Empfinden zu verstärken. Als Basis dient Ihr Feedback, das in einem solchen Fall fortlaufend eingeholt wird. Wenn Sie sich unsicher sind, dann nutzen Sie zunächst die Form ganz normaler Wellnessmassagen, um mehr Gespür für Ihren Körper zu entwickeln. Oder die aus dem Bereich Ayurveda, Lomi-Lomi, Hot Stone oder der Reflexzonenmassage. Einige dieser Formen gehen ebenfalls in den körpertherapeutischen Bereich, zumindest bei entsprechender Ausbildung der Anbieter.

Coaching oder Massage gemeinsam ausprobieren

Egal ob nun Massage oder Coaching: Beide Varianten bieten Ihnen die Chance, mehr über sich, Ihre Berührbarkeit und Ihre Sexualität zu erfahren, als es bislang der Fall war. Sie bestimmen jederzeit, wohin und wie weit die Reise geht. Und doch lautet die zentrale Frage: »Macht mein Partner das mit?« In Gesprächen stellen wir immer wieder fest: Viele Menschen in Beziehungen interessieren sich für die intime Körperarbeit. Sie können sich vorstellen, davon zu profitieren, ebenso wie die Partnerschaft. Dennoch wagen sie den Schritt nicht, etwa aus (missverstandener?) Rücksicht gegenüber ihren Partnern.

Dann gibt es folgende Möglichkeiten:
- Suchen Sie sich eine Form aus, die weniger nahe geht. Etwa ein Berührungscoaching ohne Intimbereich. Oder eine abgewandelte tantrische Massage ohne Yoni- und Lingam-Massage, sie ist auch mit leichter Bekleidung möglich. Später können Sie bei Bedarf immer noch mutiger werden.

- Gehen Sie gemeinsam zu einem Anbieter, dem Sie beide vertrauen. Oder der Ihnen als vertrauenswürdig empfohlen wurde. Dazu gleich mehr.
- Vereinzelt gibt es auch Massagen für Paare – Sie können dabei gleichzeitig im selben Raum massiert werden oder getrennt in verschiedenen Räumen. Damit Sie sich wirklich auf Ihre Sinne konzentrieren können, empfehlen wir jedoch getrennte Räume.
- Einige Veranstalter bieten regelmäßig Info-Abende an. Dort werden die Massage oder das Coaching erklärt und Sie können die Massierenden/Coaches kennenlernen. Dabei findet aber noch keine Massage und kein Coaching statt – Sie haben anschließend also Bedenkzeit. Ebenso gibt es keine Verpflichtung, dann gleich ein Massageangebot zu buchen.
- Für manche Paare ist es einfacher, wenn die Frau zu einer Frau geht, der Mann zu einem Mann. Frauen sind der gleichgeschlechtlichen Massage gegenüber oft aufgeschlossener – die Berührung von Mann zu Mann ist leider immer noch ein Tabu in unserer Gesellschaft. Selbst wenn sie keinen sexuellen Hintergrund hat.

Das alles ist Ihnen dennoch zu viel Offenheit? Es gibt noch eine Option: die Tantramassage – oder ähnliche Formen der Körperarbeit –, gemeinsam als Paar zu lernen. Wir bekommen in unseren Gesprächen viel Feedback darüber, dass es kaum ein schöneres und belebenderes Geschenk für die Partnerschaft gibt. Man wagt etwas, entdeckt die Sinne neu, und das alles gemeinsam. Ein weiterer Vorteil: Auf diese Weise erfahren Sie nicht nur, was es bedeutet, sich bis in die Tiefe berühren zu lassen, sondern Sie lernen gleichzeitig, wie es geht, die Partnerin oder den Partner achtsam zu berühren. Diese Fertigkeit wünschen sich sehr viele Frauen und Männer von ihrem Gegenüber. Stülpen Sie Ihrem Partner jedoch niemals einfach so einen Kurs über – auch als Überraschungsgeschenk taugt er nur dann, wenn Sie die generelle Bereitschaft dazu kennen. Sie können niemanden zur achtsamen Sexualität überreden, das würde nicht funktionieren.

Unsere Erfahrung

Michael: Liebe Männer, traut euch! Ich kann mich noch sehr gut an meine erste Massage von einem Mann erinnern. Klar hatte ich Vorbehalte. Ich dachte:»Was soll mir das bringen?« Wir alle sind darauf trainiert, dass wir Körperlichkeit nur unter bestimmten Bedingungen und von bestimmten Personen empfangen und genießen wollen oder dürfen. Was dann geschah, hat mich nachhaltig geprägt. Es war ein äußerst intensives Erlebnis – nicht sexuell, dafür sehr verbindend und erdend. Vor allem aber konnte ich die Berührungen noch achtsamer wahrnehmen als bei einer Frau. Weil die »Ablenkung« durch die Sinnesreize im Außen fehlte, aber auch, weil ich mich und meinen Körper nicht perfekt zeigen musste. Meine Erfahrung ist: Allein unter uns Männern legen wir endlich die Masken ab, wir verstellen uns nicht mehr und müssen uns weniger beweisen.

Alma: Ich hatte meine allererste Tantramassage bei einem Masseur. Für mich war es genau diese Erfahrung, die unendlich viel bewirkt hat. Mich einem fremden Mann zu öffnen, mich mit meiner Körperscham zu zeigen und mich tief berühren zu lassen, ohne (!) dass etwas Emotionales uns verbunden oder unserer Begegnung angehaftet hätte, das war für mich ein wahres Aha-Erlebnis. Zu erleben, dass alle Regungen meines Körpers, alle lust- und genussvollen Erfahrungen nur mir »gehörten«, dass nur ich allein, ohne kausale Verbindung zu einem Partner, sie erleben durfte, das hat mich einen großen Schritt näher an meine eigene Sexualität gebracht.

Die Erfahrung zu machen, dass all das über den Moment der Begegnung hinweg keine »Bedeutung« im Sinne von Partnersuche oder »ich hab mich verliebt und will mit dir zusammen sein« hatte, war bahnbrechend und sensationell für mich. Bei der ersten Massage von einer Frau berührt zu werden, hätte sicher ebenfalls eine sehr schöne Erfahrung bedeutet, aber eben eine ganz andere.

Anbieter von Tantra und Tantramassage

Es gibt unterschiedlichste Angebote, um Tantra oder die Tantramassage zu erlernen – vom persönlichen Coaching des Paars durch geschulte Masseurinnen oder Masseure bis hin zu speziellen Massagekursen für Gruppen und Paare. Darin lernen Sie nicht nur, die gegenseitige Berührung zu vertiefen, sondern ebenso, wie Sie die neue Sinnlichkeit in den Alltag integrieren, und wie sich gemeinsam ein passender Raum dafür schaffen lässt. Nun noch einige Hinweise, wie Sie seriöse Anbieter und Seminare finden – was bei der Intensität des Themas besonders wichtig ist. Tantramasseurin und -masseur ist kein offizieller oder anerkannter Beruf. Es gibt jedoch den Tantramassage-Verband e. V. (TMV) sowie angeschlossene Ausbildungsinstitute mit Mitgliedern in Deutschland, der Schweiz und teilweise auch in Österreich. Der Verband stellt eine Ausbildung nach fest definierten Qualitätskriterien sicher, als Abschluss dient das sogenannte TMV-Zertifikat. Es garantiert, dass die betreffende Person eine Massage nach den Kriterien des Verbands geben kann (Hinweis zur Transparenz: Wir Autoren haben unsere Massageausbildung ebenfalls im Rahmen des TMV abgeschlossen und sind Mitglieder des Verbands).

Es gibt zwei Wege, um sicherzustellen, dass Sie bei einer guten Adresse gelandet sind:

- Jemand aus Ihrem Umfeld kann Ihnen eine Tantramasseurin oder einen -masseur empfehlen. Falls möglich, dann fragen Sie bei Personen nach, die bereits Erfahrungen mit Tantra haben. Sie können die Qualität besser einschätzen.
- Alternativ dazu gibt es die gezielte Suche nach Anbietern mit TMV-Zertifikat auf der Webseite des Tantramassage-Verbands e. V.

Verlassen Sie als Paar Ihren gewohnten Pfad

Wenn Sie sich nicht vorstellen können, externe Unterstützung zu suchen oder in der Gruppe zu lernen, gibt es natürlich auch den Rahmen der gewohnten Zweisamkeit. Wobei das Wort »gewohnt« genau jene Herausforderung beschreibt, die schnell zur Falle wird. Sie haben dieses Buch wahrscheinlich gekauft, weil Ihr bisheriges Liebesleben neue Impulse vertragen kann – so wie es bei gefühlt 95 Prozent aller Beziehungen der Fall ist, die über die Phase des Frisch-verliebt-Seins hinaus sind. Wenn Sie Ihre Berührungen gemeinsam um neue Ebenen erweitern wollen, bedeutet das also in erster Linie, eingefahrene Muster zu durchbrechen. Und das ist gar nicht so einfach. Warum? Weil wir uns dessen meist nicht bewusst sind, wenn wir in Liebesdingen eher »mechanisch« handeln und eben nicht achtsam.

Machen wir einen einfachen Test. Lesen Sie die nachfolgende Aufzählung Punkt für Punkt durch und schließen Sie nach jeder Frage die Augen. Stellen Sie sich dabei Ihren Partner oder Ihre Partnerin vor.

Können Sie intuitiv abrufen:

- Wie sieht der Körper aus, auch abseits des Gesichts? Haben Sie jedes Detail vor Augen, von den Ohrläppchen bis zur Kniekehle?
- Wie riecht Ihre Partnerin oder Ihr Partner?
- Wie exakt sehen ihre Yoni oder sein Lingam aus? Jeweils mit und ohne Erregung? Könnten Sie ein Bild davon malen?
- An welchen Stellen ist er oder sie besonders empfindsam, auch außerhalb des Intimbereichs?
- Können Sie genau nachspüren, wie es sich anfühlt, einzelne Körperregionen Ihres Partners oder der Partnerin zu berühren? Was ist jeweils der Unterschied, wo nehmen Sie welche Energien wahr? Gibt es Zentren, an denen diese Energien stärker werden oder gar pulsieren?
- Gibt es Momente beim Sex, in denen Sie eine besondere Verbindung zwischen sich bemerken? Ist Ihnen auch dieses Gefühl in Erinnerung geblieben?

Einige der Schritte sind recht anspruchsvoll und meist erst nach langer achtsamer Praxis spürbar. Und doch geben Sie Ihnen einen Ausblick, wohin die Reise gehen kann. Wenn Sie sich an die genannten Empfindungen erinnern und sie abrufen können, dann waren Sie auch im jeweiligen Augenblick präsent. Vielleicht denken Sie daran, wenn Sie das nächste Mal den Körper Ihrer Partnerin oder Ihres Partners berühren. Langsam, aufmerksam, detailverliebt, mit dem Tastsinn, den Augen und der Nase, von den Haarspitzen bis zum großen Zeh. Bei der tantrischen Massage lernt man übrigens genau diese Detailarbeit und das Sich-Einlassen auf den anderen Körper, neben dem Fließenlassen von Energie (mehr hierzu in Kapitel 7, S. 153).

Nachfolgend drei passende Übungen. Sie führen dazu, dass Sie dem Menschen an Ihrer Seite wieder bewusster begegnen, und das ganz ohne Worte.

 Übung: Die Liebesreise

Nehmen Sie sich zwei Stunden Zeit, in denen Sie als Paar allein und ungestört sind. Richten Sie ein schönes und gut gewärmtes Liebeslager her. Würfeln Sie, wer geben darf und wer empfängt. Diese Rollen bleiben die ganze Zeit über streng verteilt. Das bedeutet, dass der empfangende Part komplett passiv bleibt. Nach einer Stunde tauschen Sie.

Verbinden Sie sich gegenseitig die Augen – schöne Seidentücher hierfür lassen sich leicht organisieren und erhöhen die Sinnlichkeit. Die empfangende Person legt sich auf den Bauch, die gebende Person setzt sich daneben. Erkunden Sie nun den gesamten Körper der Empfängerin oder des Empfängers, als hätten Sie ihn nie zuvor berührt. Erst die Rückseite, später die Vorderseite. Die einzigen Regeln: Machen Sie langsam, nur Ihre Hände sind im Spiel. Kein Fokussieren auf bestimmte Bereiche, keine gezielte Stimulation, kein Sex.

Übung: Augenblicke

- Setzen Sie sich in der sogenannten Yab-Yum-Stellung hin. Der Mann geht dabei in den Schneidersitz oder winkelt die Beine an. Die Frau sitzt auf seinem Schoß und winkelt hinter ihm die Beine an. Google hilft, unter dem Stichwort »Yab-Yum« finden sich zahlreiche Anleitungen, Bilder und Videos. Falls die Stellung körperlich nicht geht, dann wählen Sie eine Position, die dem möglichst nahe kommt.
- Machen Sie es sich dabei so bequem wie möglich. Sie sollten in der Position eine halbe Stunde bequem sitzen können. Wählen Sie leichte oder keine Kleidung.
- Umarmen Sie sich mit den Händen so, dass Sie trotzdem noch gut Augenkontakt haben können. Oder lassen Sie Ihre Hände im Schoß des anderen ruhen – je nachdem, was angenehmer ist.
- Beginnen Sie, gemeinsam zu atmen. Langsam und möglichst tief.
- Schauen Sie sich nun tief in die Augen. Stellen Sie sich dabei bildlich vor, Sie könnten in die Seele Ihrer Partnerin oder Ihres Partners blicken – diese Visualisierung hilft dabei, die Verbindung intensiver zu gestalten. Sie haben Schwierigkeiten, beide Augen zu fokussieren? Dann blicken Sie nur auf das rechte oder linke Auge Ihres Gegenübers.
- Machen Sie das eine halbe Stunde oder mehr. Nehmen Sie genau wahr, was Sie in sich spüren. Welche Gefühle und Empfindungen kommen hoch? Wie verändert sich das mit der Zeit? Spüren Sie eine Verbindung oder eher nicht? Erzeugt die Übung Widerstände? Was machen diese Erkenntnisse mit Ihnen?

Sich einfach nur in die Augen zu schauen, das klingt wenig spektakulär. Doch im Inneren geschehen dabei sehr spannende Dinge. Zumal unsere gegenseitigen Blicke im Alltag oftmals nur noch sehr flüchtig sind (tief bewegend kann es übrigens sein, wenn Sie Ihrem Partner während eines Orgasmus in die Augen schauen). Tauschen Sie sich nach der Übung über Ihre Empfindungen aus.

Die gebende Person nimmt dabei in jeder Sekunde und mit jeder Berührung den anderen Körper wahr. Spüren Sie jede Pore, jede Hautfalte, jedes einzelne Haar, die Wärme und die Energie, die zwischen Ihnen fließt, ganz genau. Als empfangende Person konzentrieren Sie sich komplett darauf, wie sich die unterschiedlichen Berührungen anfühlen. Versuchen Sie, sie so tief wie möglich in Ihrem Körper zu spüren, ohne sich unter Druck zu setzen. Bis wohin dehnen sich die Empfindungen aus? Wenn Sie sich unsicher sind, dann lesen Sie noch einmal die Hinweise zur achtsamen Berührung und zum achtsamen Hinspüren (S. 50) durch.

 Übung: Verbindung

Verbinden Sie sich bewusst, wenn Sie das nächste Mal »Liebe machen«. Der Mann ruht dabei mit seinem Lingam in der Yoni der Frau. Suchen Sie sich eine Stellung aus, in der Sie beide bequem für mindestens eine halbe Stunde liegen können. Nach dem sanften Einführen des Lingams keine größeren Bewegungen damit, kein Streicheln, keine Stimulation. Nehmen Sie einfach nur wahr, wie sich Ihre Verbindung anfühlt und wie Sie beide dabei die Yoni und den Lingam spüren.

Es kommt – gerade bei der letzten Übung – nicht darauf an, etwas aktiv zu tun, sondern einfach nur bewusst zu sein. Letzteres vergessen wir beim Sex leider sehr oft, weil wir ein Ziel, den »Höhepunkt« oder die schnellen Abläufe aus Pornos vor Augen haben. Beim Verbundensein spielt es übrigens keine Rolle, ob und wie stark der Lingam erigiert ist. Genießen Sie als Mann das Auf und Ab und die Bewegungen, die Ihr Lingam von ganz allein macht – ohne dass Sie sich bewegen. Für die sogenannte weiche Penetration eignen sich vor allem die Löffelchen- oder die Scherenstellung. Bei beiden kann der Lingam auch ohne Erektion in der Yoni bleiben. Manchen Männern nimmt das gleichzeitig den Druck, immer »voll da« sein zu müssen. Die Technik der weichen Penetration gehört zum Repertoire des »Slow Sex«. (Siehe die gleichnamigen Bücher von Diana Richardson oder von Yella und Samuel Cremer, siehe Quellenverzeichnis (S. 227).

Wenn Sie in den zuvor genannten Übungen abschweifen, dann kehren Sie immer wieder zum Moment und zum Hinspüren zurück. Nehmen Sie als gebende Person den Körper des anderen wahr, als empfangende die eigenen Empfindungen. Probieren Sie alternativ dazu aus: Was passiert, wenn Sie sich gleichzeitig auf das Geben und das Empfangen konzentrieren? Wechseln Sie dazu zunächst in langsamen Abständen zwischen der Wahrnehmung des Gebens und der Wahrnehmung des Empfangens ab. Später versuchen Sie – als Übung für Fortgeschrittene – beide Pole gleichzeitig zu empfinden. Manche registrieren dabei ein Energiefeld, das gleichsam durch beide Partner zu dringen scheint. Die erlebte Grenze zwischen Geben und Nehmen löst sich dann zunehmend auf – für viele eine äußerst faszinierende Erfahrung. Willkommen in der Welt der bewussten Sexualität.

Die Rollen trennen

Es ist in einzelnen Übungen bereits angeklungen: Zum Einstieg in die körperliche Kommunikation ist es sinnvoll, zunächst die Rollen zwischen gebender und empfangender Person zu trennen. Zumindest so lange, bis Sie die Achtsamkeit und die bewusste Wahrnehmung verinnerlicht haben, oder falls Sie diese Qualitäten später erneut vertiefen wollen. Denn danach können die Rollen auch wieder verschwimmen, etwa indem Sie gemeinsam Ihre sinnlichen und sexuellen Energien wahrnehmen. Mehr hierzu in Kapitel 11 (S. 166). Die Trennung der beiden Rollen »Geben« und »Empfangen« ist vor allem dann hilfreich, wenn Sie dazu neigen, sich in Ihrem Gegenüber zu verlieren. Doch was bedeutet das? Hier ein persönliches Beispiel:

Unsere Erfahrung

Michael: In meinen früheren Partnerschaften war ich oft darauf fixiert, zu geben. Ich wollte meinen Partnerinnen etwas Gutes tun, die Beziehung aufrechterhalten und scheinbaren Erwartungen gerecht werden (die in dieser Einseitigkeit gar nicht da waren). Vor allem aber wollte ich wohl der Erkenntnis ausweichen, dass ich selbst nicht ins Spüren kam. Sprich: Ich konnte die Berührungen, die mir galten, nicht genießen. Also gab ich mich lieber selbst auf – und verlor mich im Geben und im Liebesdienst an meiner Partnerin. Damit tat ich ihr jedoch keinesfalls einen Gefallen. Denn unsere Intimität konnte so nicht über ein bestimmtes Maß hinauswachsen.

Wenn Sie sich nun abwechseln – einmal berührt/massiert/liebkost nur der eine Partner, während der andere still genießt, danach umgekehrt –, dann können Sie Berühren und Berührtwerden von Neuem erlernen. Das ist für die körperliche Ebene Ihrer Beziehung wichtig, aber nicht nur für sie. Auch die Liebe ist keine Einbahnstraße. Stellen Sie sich vor, Sie haben einen Partner, der Ihnen unglaublich viel Liebe entgegenbringt. Er oder sie liest Ihnen jeden Wunsch von den Augen ab, ist Ihnen treu ergeben, sorgt sich ständig um Ihr Wohl und überflutet Sie mit Liebesschwüren. Gleichzeitig schafft es diese Person nicht, ihre eigenen Bedürfnisse zu erkennen, geschweige denn sie zu äußern oder zu leben. Das klingt wenig einladend? Und taugt auch nicht als Liebesbeweis? Richtig. Leider existiert in vielen Beziehungen ein solches Ungleichgewicht. Manchmal von einem Partner ausgehend, manchmal von beiden. Irgendwann befreit sich einer der Beteiligten aus dieser ungesunden Symbiose (»Abhängigkeitsfalle«), und für den anderen bricht die nur scheinbar heile Welt zusammen. Wir vertiefen diesen Zusammenhang im nächsten Kapitel.

Sie haben die vorherigen Zeilen mit einer distanzierten Haltung gelesen, ganz nach der Devise: »Das könnte mir/uns nicht passieren«? Dann beobachten Sie einmal, in welchen Momenten der Beziehung Sie nur halb anwesend sind oder wider Ihre eigentlichen Bedürfnisse handeln, in welchen Fällen die Liebesbekundungen eher dem Beschwichtigen oder der gegenseitigen Versicherung dienen, also der Angst vor dem Verletzt- oder Verlassenwerden entspringen, statt wirklich aus dem Moment und aus dem Herzen heraus zu kommen. Hierbei ist die vorübergehende Rollentrennung ebenfalls nützlich. Notieren Sie sich: Bei welchen Handlungen und Gesten, die es in Ihrer Partnerschaft gibt, fällt es Ihnen besonders leicht, der gebende Part zu sein? Was hingegen können Sie nur schwer ehrlich annehmen, egal ob es sich um ein Lob des Partners oder um seine Unterstützung in bestimmten Alltagsdingen handelt? Nun kehren Sie diese Prozesse aktiv um. Ein Beispiel: Sie nehmen die Planung der gemeinsamen Auszeit am Wochenende stets selbst in die Hand, vom Aussuchen des Ortes bis hin zur Buchung des Hotels? Dann lassen Sie sich einmal auf das Abenteuer ein, genau dies von Ihrem Partner geschenkt zu bekommen. Lassen Sie dabei all die bewertenden Gedanken beiseite, wie »wenn ich es organisiert hätte, wäre es anders/besser gelaufen«. Perfektionismus und Egozentrik vertragen sich nur sehr schwer mit einer glücklichen Partnerschaft.

Ein anderes Beispiel: Ihr Partner bekundet in einem romantischen Moment seine tiefe Liebe, und das macht Sie eher verlegen oder unsicher? Etwa weil Sie über zu wenig Selbstvertrauen verfügen, um ein solch »großes Geschenk« anzunehmen, oder weil es Ihre früheren Bezugspersonen mit derlei Äußerungen nicht ehrlich meinten? Schreiben Sie einmal alles auf, was Sie an Ihrem Partner schätzen und lieben – das wird Ihnen naturgemäß eher leicht fallen. Danach stellen Sie sich vor, Sie hätten genau die gleichen Worte für sich selbst gefunden. Das, was uns mit anderen Menschen sehr gut gelingt – z. B. ihnen zuzuhören, ihre Intuition zu stärken, ihnen Hilfestellung zu geben oder ihnen Vertrauen zu schenken – das gelingt uns bei uns selbst oft deutlich weniger. Lassen Sie einmal das, was Sie normalerweise nur für sich beanspruchen, andere oder den Partner übernehmen. In der Beziehung kann es ein Einstieg sein, dem Partner die eben geschilderte Dynamik zu erläutern (Also: »Ich übernehme immer die Verantwortung für unsere Freizeit« oder »Ich kann mit Lob nur schlecht umgehen«). Dann bitten Sie aktiv darum, dass er oder sie beim nächsten

Mal das Heft in die Hand nimmt. Im Falle des Lobes könnten Sie darum bitten, dass der Partner anhand von konkreten Beispielen erläutert, was er an Ihnen so liebenswert findet. In einem fortgeschrittenen Stadium vielleicht auch, welche Eigenschaften er weniger mag. Diese Übung ist deutlich herausfordernder, kann jedoch Ihre Liebe und Ihr Mitgefühl wecken – auch und besonders für Sie selbst.

Das Prinzip der Selbstliebe ist Ihnen bislang nur wenig vertraut? Und in Bezug auf die Sexualität: Solo-Sex ist für Sie ein Fremdwort? Sie gehen Ihre »Selbstbefriedigung« nur verschämt oder wenig liebevoll an? Dann helfen Ihnen die beiden nächsten Kapitel dabei, mehr auf sich selbst zu achten. Denn wer dies tut – egal ob auf den eigenen Körper oder auf die Seele –, der bringt auch dem Partner und der Beziehung mehr Respekt entgegen. Viel mehr noch: Die Selbstliebe und der Solo-Sex sind eine gute Voraussetzung dafür, dass es auch zu zweit »klappt«.

6 Selbstliebe: der Schlüssel zum neuen Wir

Den meisten Männern und Frauen ist nicht bewusst, dass sie sich selbst nicht in dem Maße respektieren und lieben können, wie es ihrem inneren Wunsch entspricht. Die nachfolgenden Abschnitte zeigen neue Wege zur Selbstliebe auf und wie sich beide Partner dabei unterstützen können. Vielleicht rollen Sie mit den Augen, wenn Sie in der Überschrift das Wort Selbstliebe lesen. Der Begriff taucht seit einiger Zeit in vielen Zusammenhängen auf und wird leider oft missinterpretiert. Bei der »Selbstliebe« geht es nicht um eine hippe, moderne Form von Egoismus, sondern um ein in der Achtsamkeit verwurzeltes Bewusstsein, das sich in Mitgefühl und liebevoller Annahme Ihres gesamten Seins ausdrückt.

Selbstliebe hat also nicht zum Ziel, immer die eigenen Bedürfnisse als Erstes zu sehen – und die der anderen überhaupt nicht zu (be-)achten. Für ein solches Verhalten passt eher der Begriff Selbstverliebtheit oder gar – in krankhafter Form – Narzissmus. Der grundlegende Unterschied ist der, dass der selbstverliebte bzw. narzisstische/egozentrische Mensch sich selbst eben gerade nicht liebt. Er muss sich immer überhöhen und sich eine besondere Bedeutung geben, aus der Angst heraus, übersehen zu werden und ungeliebt zu sein.

Gleichzeitig gehört zur Selbstliebe, dass Sie nicht immer nach Bestätigung durch Ihren Partner oder durch Ihr Umfeld schielen. Oft suchen wir lediglich diese Bestätigung oder Erlaubnis durch den anderen und verwechseln das mit Liebe und Intimität, statt uns authentisch und damit verletzlich zu zeigen. Wie können wir nach der Anerkennung durch unseren Partner schielen, wenn wir uns selbst nicht anerkennen? Denn wenn wir dies täten, dann hätten wir die Fremd-Bestätigung gar nicht mehr nötig. Besonders unangenehm wird es, wenn wir die Suche nach Anerkennung – ebenso wie unsere mangelnde Selbstliebe – umkehren, in ein »Du liebst mich nicht (genug)«. Oder indem wir uns und unsere Bedürfnisse selbst aufgeben. Die Kunst in einer

Partnerschaft ist es, Vertrauen aufzubauen und Verbundenheit zu leben und sich dabei nicht im anderen zu verlieren. Manche Paare nutzen ihre Sexualität als Mittel, um sich gegenseitig die (scheinbare?) Liebe oder die »Attraktivität« zu bestätigen. Sex zu »machen«, nur um dem anderen einen Gefallen zu tun oder um ein bestimmtes Ziel zu erreichen, das ist nicht wirklich erotisch – und ebenso wenig liebevoll. Ganz abgesehen davon, dass Sexualität keine Lösung für Herausforderungen sein kann, die an anderer Stelle in Ihrer Beziehung existieren.

Selbstliebe wächst mit dem Selbstwertgefühl

Selbstliebe erwächst aus dem Bewusstsein des eigenen Selbstwerts. Das Annehmen der eigenen Verletzlichkeit und ein friedlicher, liebevoller innerer Blick auf die eigene Biografie, das eigene »So-Sein« – also, wie Sie gerade jetzt sind mit allen Ihren Baustellen, Unsicherheiten und Fragen ... – sind ein wesentlicher Bestandteil.

Halten Sie an dieser Stelle einmal inne und stellen Sie sich folgende Fragen:

- Nehmen Sie sich wirklich in allem, was Sie gerade jetzt in diesem Moment sind und vielleicht (noch?) nicht sind, aus der Tiefe Ihres Herzens an?
- Verurteilen und bewerten Sie sich und Ihr Verhalten? Unterteilen Sie nach »gut oder schlecht«, »richtig oder falsch«?
- Wie reagieren Sie auf Dinge, die Ihnen – subjektiv betrachtet – nicht gelingen? Ärgern Sie sich oder machen sich selbst dafür runter? Oder können Sie sich mit der Situation annehmen?
- Welche Erwartungen haben Sie generell an sich? Sind sie eher realistisch, liebevoll oder überhöht?
- Halten Sie sich für eine »Versagerin« bzw. einen »Versager« und unterschätzen sich?

Und nun versetzen Sie sich zurück in eine kürzlich erlebte Situation, in der Sie sich über sich selbst geärgert haben. Oder mit der Sie sich aufgrund Ihres Verhaltens unwohl fühlten:

- Warum haben Sie sich über sich selbst geärgert?

- Können Sie mit mitfühlendem, liebevollem Blick auf diesen vermeintlichen »Fehler« schauen? Können Sie Ja dazu sagen?
- Wenn ja, wo spüren Sie dieses liebevolle Gefühl in Ihrem Körper?
- Wenn nein, was hindert Sie daran? Taucht ein Widerstand oder ein Glaubenssatz auf, der Ihnen vertraut ist?

Warum ist Selbstliebe in der Partnerschaft hilfreich?

Warum ist Selbstliebe in einer Partnerschaft und/oder einer sexuellen Beziehung überhaupt wichtig, werden Sie vielleicht fragen. Ich will doch schließlich etwas vom anderen. Wenn Sie die vorangegangenen Kapitel aufmerksam gelesen haben, ahnen Sie vielleicht schon, dass es eben dieser grundlegende selbstreflektierende Blick ist, der den Unterschied ausmachen kann: ob Sie eine lebendige und erfüllte Partnerschaft sowie Sexualität leben können oder ob Sie in einer stagnierenden und eingefahrenen Partnerschaft/Sexualität »festhängen«.

Erich Fromm, Psychoanalytiker und Sozialpsychologe, befasste sich bereits 1956 in seinem Werk »Die Kunst des Liebens« mit der allgemein verbreiteten Idee, in der Liebe gehe es allein um das Geliebt-Werden. Genauer gesagt sogar um das »Genug«-geliebt-Werden zum Zweck, das eigene fehlende Selbstwertgefühl auszugleichen. Dem stellte er folgende These gegenüber: Die Fähigkeit, sich selbst zu lieben, stellt eine Grundvoraussetzung für die Möglichkeit dar, sich mit einem anderen Menschen in eine Liebesverbindung begeben zu können. Wenn man von der energetisch inspirierten Vorstellung ausgeht, dass Liebe Energie ist, und Energie immer fließen möchte, dann wird Fromms Gedanke klarer: Wenn es in Ihnen kein Verständnis und keine Vorstellung vom »Geliebtsein« gibt, so kann auch keine Liebe in Ihnen fließen. Es ist wie ein trockenes Flussbett, das überwuchert und von Ihnen selbst als solches mitunter gar nicht mehr zu erkennen ist. Fließt dort – bildlich gesprochen – Wasser, also Liebes-Energie, hinein, dann versickert sie sofort. Sie haben dann das Gefühl von »Nie-genug-Bekommen«, weil Sie sogleich wieder »auf dem Trockenen sitzen«.

Wenn Sie sich nun selbst das Flussbett bewässern lassen, es hegen und pflegen, indem Sie Selbstachtung und Selbstwertschätzung lernen, dann kann das Wasser zunächst zu einem kleinen Bach wachsen und weiter zu einem kräftigen Strom. Er benötigt kein Wasser und keine Energie mehr von außen, damit erkennbar wird, was er ist.

Das ist das Wesen der Selbstliebe: den anderen in der Liebe nicht zu brauchen, sondern sich selbst in Liebe zu genügen. Dann wird jede Begegnung, in der Liebe frei fließen kann, ein Geschenk, ein Fest. Denn sie findet auf der Grundlage von Freiwilligkeit und Unabhängigkeit statt.

Herausforderungen auf dem Weg zur Selbstliebe

Sich anzunehmen und großartig zu finden, wenn man gerade etwas gut gemacht oder erfolgreich gemeistert hat, ist relativ einfach. Auch wenn sich in der Selbstreflektion bereits hier zeigt, ob Sie wirklich in der Lage sind, sich ehrlich auf die Schulter zu klopfen. Oft stapeln wir anderen gegenüber eher tief. Oder wir spielen unsere Freude über ein Erfolgserlebnis herunter. Bescheidenheit als Tugend ist in unserer christlich geprägten Gesellschaft tief verwurzelt. Auch der Satz aus dem neuen Testament (Lk 18,14) »Wer sich selbst erniedrigt, wird erhöht werden« lädt dazu ein, sich nicht zu sehr wertzuschätzen, sondern dies stets anderen zu überlassen.

Vermutlich werden Sie in Ihrer individuellen Biografie solche oder ähnliche Glaubenssätze und Ermahnungen finden. Sie entfalten in jeder Situation, die Sie zurecht zum gesunden Eigenlob einlädt, eine dämpfende Wirkung. Alma gesteht hier gern, dass sie nach 20 Jahren Erfahrung als Therapeutin lieber mit Wilhelm Busch geht: »Bescheidenheit ist eine Zier, doch besser lebt man ohne ihr.«

Sollte es Ihnen leichtfallen, diesem Prinzip zu folgen, dann sind Sie schon mittendrin im Thema Selbstliebe. Sie können dann vermutlich bereits auf die Erfahrung zurückgreifen, wie wunderbar es sich anfühlt, sich mit den eigenen Erfolgen und Erlebnissen selbstwertschätzend zu freuen und sie zu feiern.

Üben Sie Nachsicht mit sich selbst

Herausfordernder wird es, wenn Ihnen Dinge nicht gelingen. Oder wenn Sie Dinge tun und Verhaltensweisen an sich beobachten, die Sie selbst nicht leiden können, für die Sie sich vielleicht sogar verurteilen. Hier sind Milde und Nachsicht gefragt. Mitgefühl. Von Ihnen für sich. Doch wie kommen Sie nun dahin, Ihr eigenes Sein und Handeln nachsichtig und mit weichem Blick zu betrachten? Der Schlüssel liegt in der Berührbarkeit.

Nein, es ist kein Zufall, dass das Thema Sexualität immer mit Berührung, also gleichermaßen auch mit unserer Berührbarkeit zu tun hat.

Sind Sie in der Lage, sich von sich selbst, Ihrer eigenen »Unzulänglichkeit«, Ihren Schwächen wirklich tief berühren zu lassen, ohne sich zu verurteilen und sich schlechtzumachen? Können Sie sich erlauben, den zu Schmerz fühlen, den frühere Verletzungen und Beschämungen in Ihnen hinterlassen haben? Sind Sie mutig genug, sich mit diesen unangenehmen Gefühlen anzufreunden? Dann öffnen Sie die innere Tür zu Ihrer Menschlichkeit und zu Ihrem Mitgefühl für sich selbst. Unterscheiden Sie hierbei unbedingt zwischen »Mit-Gefühl« und »Mit-Leid«. Mit-Gefühl nimmt an und umarmt jedes Gefühl, um es zu durchleben und damit zu integrieren. Im Mit-Leid schauen wir bedauernd von oben herab, um nicht mit dem unangenehmen Gefühl »in Berührung« zu kommen und womöglich darin unterzugehen.

Mitgefühl vs. Mitleid

Mitgefühl gibt Ihnen die Zügel für Ihr Leben zurück, im Mitleid geben Sie sie an Ihre Angst ab. Wir Menschen sind nun mal – körperlich wie psychisch – verletzlich, sterblich, verunsicherbar und begrenzt. Auch wenn wir uns noch so oft wünschen, wir wären es nicht oder hätten ein dickeres Fell: Wir sind und bleiben es, solange wir in einem Körper leben. Das bedeutet, dass wir gut daran tun, uns selbst auch so zu sehen und so anzunehmen. Es ergibt Sinn, wenn wir uns diese »Grenzen des Menschseins« immer wieder bewusst erleben lassen. Ein Beispiel aus dem Therapiealltag:

Unsere Erfahrung

Alma: Eine Klientin klagt seit mehreren Sitzungen immer wieder darüber, wie schwer es ihr fällt, sich anzunehmen, liebevoll mit sich zu sein und ihre eigenen Fähigkeiten wertzuschätzen. Sie beschreibt verschiedene alltägliche Situationen, in denen sie häusliche Aufgaben wie Wäsche machen, putzen etc. zu erledigen hat. Sie verurteilt sich immer wieder, weil sie es nicht schafft, sich zu erlauben, diese Aufgaben weniger perfektionistisch zu erledigen oder sie gar aufzuschieben. Ihre Selbstverachtung dafür, dass sie ihre selbst gesteckten Therapieziele nicht erreichen kann, nagt an ihr. Es treibt sie schlussendlich in eine tiefe Traurigkeit über ihre eigene Unzulänglichkeit.

Es ist fast ein magischer Moment, als sie erkennt, dass sie sich jetzt und hier, in der Tiefe ihrer Traurigkeit zum ersten Mal von ihrer eigenen Hilflosigkeit, Überforderung und ihrem Schmerz berühren lassen kann. Ich lade sie ein zu reflektieren, dass sie bisher mit »aller Macht« und ihrem großen perfektionistischen Anspruch versucht hat, ihr Gefühl der Unzulänglichkeit loszuwerden. Sie hat jahrelang dagegen angekämpft, mit ihrem alteingefahrenen Mechanismus. Anstatt, wie sie wenig später erkennt, ihr Gefühl von Schwäche und Überforderung anzunehmen. Sich davon berühren zu lassen und sich zu erlauben, laut auszusprechen: »Ich kann nicht!«

In dieser Episode erkennt man ein oft wiederkehrendes Missverständnis: Wir entdecken, dass wir uns nicht gut behandeln oder dass wir Eigenschaften an uns sehen, die uns nicht gefallen. Im Rahmen unserer erlernten Möglichkeiten bemühen wir uns nach Kräften, den »Makel« loszuwerden. Diese scheinbare, pragmatische »Abkürzung« ist selten von Erfolg gekrönt, denn die Wurzel unseres Selbstzweifels und unserer Selbstverachtung liegt viel tiefer. Nämlich in der fehlenden Akzeptanz, also dem »Annehmen« unseres menschlichen »Unperfektseins«.

Akzeptieren und bewusst loslassen

Zu akzeptieren, dass Sie unperfekt, verletzlich, hilflos oder unsicher sind, lässt Sie Ihr Menschsein pur erleben. Erst dann, wenn Sie sich als Mensch mit Ihren Begrenzungen annehmen, das heißt, wenn Sie Ihre momentanen Grenzen bewusst erkennen, können Sie sie auch bewusst überschreiten und somit Ihren Handlungs- und Erfahrungsraum erweitern und entwickeln. Um dann Ihre alten, unnötig gewordenen Begrenzungen sowie Gewohnheiten Stück für Stück und mehr und mehr loszulassen. Im Alltag, in der Liebe und in der Sexualität. Halten wir also fest – nur vorübergehend – und lassen dann wieder los ;-)):

Um etwas loslassen zu können, müssen Sie erkennen, dass Sie daran festhalten. Das heißt, Sie erkennen zunächst einmal an: »Ich halte an … fest.« Erst dieses Bewusstsein gibt Ihnen die Möglichkeit, aktiv und bewusst loszulassen, woran Sie festhalten.

Stellen Sie sich vor, Sie halten einen Stock fest in der Hand. Sie sind sich nicht bewusst, dass Sie ihn mit Ihren Fingern umklammert haben. Sie spüren nur, dass da etwas Schweres an Ihrer Hand zieht, dass etwas Ihre Bewegungsfreiheit einschränkt. Also entsteht in Ihnen ein Widerstand gegen diesen Stock, sein Gewicht, die Einschränkung, die er bewirkt. Sie schütteln wie wild Ihre Hand und versuchen, ihn loszuwerden. Das ist frustrierend – Sie tun sich weh und werden vermutlich wütend und ungehalten. Wenn Sie jedoch zunächst einen Augenblick bewusst hinspüren, dann auf Ihre Hand und auf den Stock schauen, erkennen Sie sogleich, was es braucht, um ihn loszuwerden: Sie dürfen ihn einfach loslassen! Das mag ebenfalls schmerzhaft sein, weil Sie glauben, ihn »unbedingt zu brauchen« – etwa zum Schutz oder zur Verteidigung. Aber es schafft Platz und ist eine Chance für Neues.

Der zuletzt beschriebene Prozess des bewussten Loslassens in unserem Stock-Bild gestaltet sich in der Regel weitaus effizienter und kraftschonender. Zudem zieht er weniger zusätzliche Blessuren durch unkontrollierte Kämpfe und »Abschüttelbewegungen« nach sich.

Lernen Sie, Ihr menschliches So-Sein wertzuschätzen

In unserem Inneren, in unserer Psyche, funktioniert es ganz ähnlich. Es ist also notwendig, zunächst diese Tatsachen im Herzen anzunehmen und anzuerkennen:

1. Ich bin verletzlich und verunsicherbar, schwach und unperfekt; also zutiefst menschlich.
2. Ich bin hier und jetzt die beste – und einzige – Version von mir, die es gibt!

Daraus erwächst Ihnen die Möglichkeit, sich mit allem (!), was Ihnen in Ihrem Inneren jetzt und hier begegnet, wertzuschätzen. Ungeachtet der Tatsache, dass es noch viele Entwicklungsmöglichkeiten gibt, ebenso wie viele Varianten und viele Teile in Ihnen, die bisher noch nicht mehr als »Prototypen« oder ferne Ideen sind. Sie sind also zu jeder Zeit das Beste, was Sie sein können. Nehmen Sie sich in jedem Moment uneingeschränkt und von Herzen an.

Wenn Sie sich bis hierher vorgewagt haben, laden wir Sie von Herzen ein, sich so auch Ihrem Partner zu zeigen, im intimen Raum. Nackt, verletzlich und mit allen »Unzulänglichkeiten«. Um dann in der Dynamik der sexuellen Begegnung alle sinnlichen Eindrücke zu erleben und erfüllter zu sein – frei von Leistungsanspruch und mit Bewusstheit. Probieren Sie es jetzt aus!

Erfahrungen verändern uns – zum Glück!

Im Laufe unseres Lebens machen wir Erfahrungen, speichern sie, differenzieren, ergänzen, ersetzen und überschreiben sie. Unser Organismus ist im permanenten Wandel, dynamisch, plastisch und niemals erstarrt. Sogar in tiefer Traumatisierung oder Depression bleibt ein Teil von uns lebendig und dynamisch, während ein anderer Teil einfriert und nicht mehr aktiv am Leben teilnimmt. Wir entwickeln uns also in einem fort, ohne jemals stehenzubleiben. Was uns hilft, diese Entwicklungsschritte zu erkennen und zu nutzen, sind Bewusstheit und Achtsamkeit.

Scham errichtet Grenzen

Sie sind im Kapitel 3 (S. 65) dem angstbasierten Konzept der Scham bereits begegnet. Hier – in Bezug auf unsere Selbstliebe-Fähigkeit – lohnt es sich, noch etwas genauer hinzuschauen. Zur kurzen Wiederholung: Scham ist im Grunde ein angstbasierter, kompromisshafter Selbstschutzmechanismus unseres unreifen Selbst. Solange wir uns nicht selbst wertschätzen lernen – indem wir z. B. kennenlernen, was uns Lust bereitet und was nicht –, benötigen wir diesen Schutz für unsere aktuell bestehenden Grenzen und zur Orientierung in der Welt. In Wahrheit sind es jedoch nicht unsere frei gewählten Grenzen, sondern auch von außen übernommene. Wenn Sie das tief in sich erkennen, können Sie sich selbst als Instanz für Ihre Orientierung und für den Ausdruck Ihrer persönlichen Begrenzungen verstehen. Dann können Sie freier sein und benötigen das Schamkonzept nicht mehr unbedingt zur »Abgrenzung«.

Aus unserer Erfahrung heraus und nach unserem Verständnis sind Begrenzungen in uns veränderbar. Der Begriff Grenzen beschreibt etwas, das festzustehen scheint. Das schränkt das Erkennen der Möglichkeit für Erweiterung und Entwicklung deutlich ein. Wenn Sie also Ihre Begrenzungen kennen- und mit ihnen jetzt und hier umzugehen lernen, dann benötigen Sie das äußere Konzept der Scham immer weniger. Ein weiteres Beispiel aus der therapeutischen Praxis:

Unsere Erfahrung

Alma: Ein Klient kommt zu mir und fühlt sich schuldig, weil er immer sehr früh ejakuliert, wenn er mit seiner Frau Sex hat. Im Laufe der Therapie zeigt sich, dass sexuelle Aktivität bei ihm stets mit einem starken Schamgefühl einhergeht. Er beschreibt, dass der Gedanke, seine eigene Erregung und Lust könne und dürfe seiner Frau ebenfalls Lust bereiten, wie ein »No-Go« wirkt. Diese Vorstellung seiner eigenen Wirkung und seines Selbstwerts ist für ihn ungeheuerlich und unvorstellbar; er hat ein geringes Selbstwertgefühl. In der Summe gerät er (sein Körper) dadurch in der sexuellen Vereinigung derart in Stress, dass sein Trieb als »Autopilot« übernimmt – und das sexuelle Zusammensein unmittelbar mit einer Ejakulation beendet. Im weiteren Verlauf der Therapie beschreibt er viele Situationen von Übergriffigkeit und Grenzüberschreitungen in seiner Kindheit. Nicht nur sexueller, sondern auch verbaler und gewalttätiger Art. Ebenso das Fehlen eines liebevollen, wertschätzenden Blicks. Beschämung war in seinem kindlichen Erleben an der Tagesordnung.

Inzwischen kann er sich und seine »sexuelle Wirkung« deutlich besser annehmen und wertschätzen. Er ist in der Lage, den Sex mit seiner Frau länger zu genießen. Ebenso kann er artikulieren, wenn es »zu aufregend« wird. Und er hat für sich erkannt, dass er die Lust im Zusammensein auch noch nach einem Orgasmus und/oder einer möglichen frühzeitigen Ejakulation weiterhin genießen darf und kann. Wie war dies möglich? Über die Bewusstwerdung der blockierenden, angstbasierten Scham sowie der Angst, nicht liebenswert zu sein, und über intensives Arbeiten an der Selbstwertschätzung.

In diesem Beispiel zeigt sich, wie wenig Handlungsspielraum Ihnen ein übernommenes Schamkonzept aus Moral erlaubt. Ebenso zeigt sich, wie viel Freiheit entsteht, wenn Sie Ihre eigenen Begrenzungen kennen, oder wenn Sie Ihre Vorlieben gerade in sexueller Hinsicht schätzen lernen. Dann können Sie eigenverantwortlich entscheiden, was Sie wollen und was Sie eventuell außerhalb Ihrer Begrenzung wagen möchten und können.

> *Mit dem inneren friedlichen Gefühl, sich selbst zu achten, wertzuschätzen und in Liebe zu begegnen, wird jede intime Begegnung fast von allein achtsamer.*

Leben Sie Ihre Sexualität aus folgendem Bewusstsein heraus: Sie sind es wert, Ihre Lust, Ihre Sinnlichkeit und Ihre Liebe frei auszudrücken, sie zu teilen und sich zu verschenken. So bleibt weniger Platz für die kritische Stimme der Angst oder der Scham. Mit der Offenheit, vom anderen nichts zu brauchen, sondern einfach das Zusammensein sowie die Nähe erleben und genießen zu dürfen, weil Sie es sich erlauben, machen Sie sich ein großes Geschenk. In diesem Fall schenken Sie gleichzeitig Ihrem Partner sich und Ihre Lust, Ihre Zärtlichkeit und Achtsamkeit. Indem Sie sie sich selbst zuteilwerden lassen. Eine lustvolle und sinnliche Win-win-Situation.

7 Solo-Sex: endlich wieder mehr spüren

Die gemeinsame erfüllte Sexualität gilt als Ideal, nach dem wir alle streben. Solo-Sex hat da einen eher ambivalenten Ruf. Allein die unschönen Worte, die wir dafür nutzen, sprechen Bände: Selbstbefriedigung, Masturbation, Onanieren, »Handbetrieb«, »Wichsen«, »sich einen runterholen«, es »sich selbst machen« und Ähnliches mehr. All das gilt als Intimität zweiter Wahl – wir tun es oft verschämt oder nur »im Notfall« statt bewusst und verheimlichen es häufig selbst vor dem Partner. Der Solo-Sexualität haftet ein Image an, als würde man sie in einer Beziehung »nicht mehr brauchen«. Die Dynamiken, die in vielen Partnerschaften vorherrschen, sind daran nicht ganz unschuldig. »Reiche ich dir nicht mehr?«, ist wohl eine reflexhafte Reaktion vieler Partner, wenn man ihnen den Solo-Sex eingesteht – oder den Wunsch danach. Vielleicht werden derlei Äußerungen nicht laut ausgesprochen, aber doch im Stillen gedacht. Das geht so weit, dass manche die Solo-Sexualität in Beziehungen mit Fremdgehen gleichsetzen. Ein oft gehörtes Vorurteil – meist als leiser Nebensatz: Masturbieren und onanieren, das machen nur »Looser«, »Notgeile« und »ewige Singles« – so eine leider weit verbreitete Meinung.

Solo-Sex – mich selbst entdecken

Dementsprechend lieblos gehen wir mit unserer Yoni oder unserem Lingam um, wenn wir einmal für uns allein sind und Lust verspüren. Doch wie wollen wir auf diese Weise erfahren, was uns ganz besondere Freude und Lust schenkt? Oder wie wollen wir unsere Partner aktiv dabei unterstützen, ihre ureigene Sexualität zu erkunden? Im Grunde sollte doch gerade achtsamer Solo-Sex ein Kriterium bei der Partnerwahl sein: Wer es schafft, sich selbst schöne Stunden (und wir meinen: Stunden) zu bereiten, dem gelingt dies auch eher in der Zweisamkeit. Hierzu gleich noch einige Übungen. So ist Solo-Sex der erste

Schritt, um sich selbst in voller Intimität zu spüren, ebenso wie die verschiedenen Facetten der eigenen Sexualität. Wenn Ihnen dies gelingt, können Sie sich voll auf die sexuelle Begegnung mit einer anderen Person einlassen.

Unsere Erfahrung

Michael: Auf meinen Paarsex, wie ich ihn früher erlebte, bin ich teilweise alles andere als stolz. Ich wusste oft nicht wirklich, was ich da mit meinen Partnerinnen tat – vieles war inspiriert von Pornos und von zu wenig Wissen über die männliche und die weibliche Sexualität. Als ich den Weg der achtsamen Intimität kennenlernte, veränderte sich zunächst der Umgang mit meinem Solo-Sex. Er wurde anhaltender, kreativer, bewusster und energetischer. All das brachte ich dann in meine nächste Liebesbeziehung ein, ohne dies aktiv zu planen. Wie ich mit mir selbst umgehe – sexuell und nicht sexuell –, ist ein Spiegelbild dafür, was ich meiner Partnerin zuteil werden lasse. Oder eben auch nicht. Noch heute – in meiner Beziehung – reserviere ich regelmäßig Zeit für mich allein, um mich selbst zu lieben.

Alma: Ich habe mich sehr früh selbst entdeckt, berührt und dabei auch Orgasmen erlebt. Ohne wirklich zu wissen, was ich da tat und was genau passierte. Schön fühlte es sich an. Es muss noch vor Beginn der wilden und verwirrenden Pubertätszeit gewesen sein, als ich – zum Glück noch gänzlich naiv und unwissend – die Freuden des Solo-Sex für mich entdeckte. Heute bin ich dafür sehr dankbar, denn so blieb mir die irritierende, nervöse und eingeschränkte Sicht einer Pubertierenden darauf zunächst erspart. Ich war gänzlich frei und unbefangen, die schönen Gefühle uneingeschränkt und »schamlos« genießend. Aus meinen Therapieerfahrungen weiß ich, wie angstbesetzt und blockiert viele Menschen die erste Begegnung mit ihrem eigenen Körper und ihrer Lust erleben. Vor allem dann, wenn das Bewusstsein für gesellschaftliche Tabus, Scham und pubertären Leistungsdruck sehr wach ist und das Erleben trübt.

Hinzu kommt: Wenn Sie selbst nicht mit Ihrer Solo-Sexualität im Reinen sind, dann spürt das auch Ihr Partner beziehungsweise Ihre Partnerin – zumindest unbewusst. Ein entspannter Umgang mit Intimität – als Grundvoraussetzung für erfüllten Sex – wird damit nahezu unmöglich. Vielleicht hatten Sie bereits Partner, die gegenüber verschiedenen Spielarten der Sexualität sehr aufgeschlossen waren, mit einem unverkrampften Verhältnis zum Thema Solo-Sex. Oder Sie sind jetzt in der glücklichen Situation. Der Unterschied ist deutlich spürbar, weil man sich dann gegenseitig inspirieren kann. Auch und gerade im gemeinsamen Liebesspiel.

Ein weiterer Vorteil der körperlichen Selbstliebe: In ungestörter Atmosphäre lässt es sich deutlich entspannter dahingehend experimentieren, was Ihnen guttut. Oder was passiert, wenn Sie gewohnte Pfade einmal verlassen. Für Männer kann das beispielsweise bedeuten, ab und an auf den üblichen Ejakulationsorgasmus zu verzichten, um neue Formen der Ekstase kennenzulernen (Kapitel 9, S. 150). Erfüllte Solo-Sexualität ist also die Basis für eine gelungene Sexualität als Paar. Doch wie gelingt nun guter Solo-Sex? Sprechen wir darüber – offen und unverkrampft. Hier einige Inspirationen.

Die sexuelle Energie

Bei vielen Paaren lässt die Sexualität mit der Zeit nach, weil das »Kribbeln« der Anfangszeit wegfällt. Zu Beginn ist unser Sex meist stürmisch, wenig kontrolliert und – durch die »frische« Begegnung automatisch vorgegeben – neu in seiner individuellen Kombination. Mann und Frau müssen ihr Gegenüber zu Beginn erst erkunden, das schaltet das Gehirn ab und die Sinne springen an. Auf diese Weise entsteht eine sehr magische Energie. Wenn wir ehrlich sind, dann lässt sich der Zauber des Neuen nur schwer wiederherstellen. »Den Körper oder die Seele des anderen wieder neu entdecken« lautet ein Ratschlag, den Paare an dieser Stelle sehr oft zu hören bekommen. Einige Übungen in diesem Buch gehen in dieselbe Richtung. Natürlich erhalten Sie hierdurch einen neuen und teils auch überraschenden Blick auf Ihr Gegenüber. Oder Sie erinnern sich an gemeinsame leidenschaftliche

Momente, die mit der Zeit so selbstverständlich wurden, dass sie nach und nach eingeschlafen sind.

Und dennoch: Der Status quo Ihrer ungestümen Liebe von damals lässt sich so nicht mehr reproduzieren. Wir betonen dies deswegen, weil sich viele Paare genau daran versuchen. Oder ein Partner geht fremd, um das »Kribbeln« erneut zu erfahren. Beide Wege führen am Ende nicht selten in eine Sackgasse. Die gute Nachricht: Es gibt ein vielfältiges Erleben der sexuellen Energie, das noch weit tiefer gehen kann als das »Kribbeln« des Unbekannten in einer jungen Liebesbeziehung. Sie können sie – genauso wie Ihren ursprünglichen ganz eigenen Liebesreigen – spielerisch gemeinsam entdecken. Mehr hierzu in den nachfolgenden Kapiteln.

Mit dem Entdecken der sexuellen Energie, die in Ihnen schlummert, tun Sie sich deutlich leichter, wenn Sie zunächst allein auf Erkundungsreise gehen.

Denn die Energien, von denen wir hier sprechen, sind zu Beginn nur sehr subtil erlebbar und spürbar. Das Beisein Ihres Partners oder Ihrer Partnerin würde beim ersten zarten Hinspüren eher ablenken. Zudem geht es zunächst darum, in den eigenen Körper hineinzuspüren: Wie können Sie sich selbst berühren, um neue sinnliche Empfindungen entstehen zu lassen, die Sie so bislang noch nicht kennen? Wenn beide Partner ihre »Hausaufgaben« gemacht haben, durch die wir Sie in diesem Kapitel leiten, dann kann die Reise zu zweit weitergehen. Übrigens: Das Prinzip der sexuellen Energie ist Ihnen zu spirituell? Dann finden Sie für sich eine andere Vorstellung oder Begrifflichkeit. Sie sollte dafür stehen, was Sie in Ihrem Körper wahrnehmen können, wenn Sie sich in Ihrer Sexualität erleben. Also beispielsweise »Empfindungen« oder auch »Lust«. Denn Worte, mit denen wir etwas ganz Bestimmtes verbinden oder die uns fremd sind, hindern uns daran, neue persönliche Erfahrungen zu machen.

Solo-Sex ist sinnlich

Unser Solo-Sex mutet nicht selten wenig sinnlich an. Gerade Männer sind es gewohnt, ihren Lingam sehr grob und sehr einseitig anzupacken. Aber auch Frauen schränken sich selbst ein. Die Aussage »Ich weiß genau, wie ich gut und auf jeden Fall komme!« sollte für beide Geschlechter ein Warnsignal sein: Zum einen hemmt es das bewusste Erleben deutlich, wenn Sie sich von Beginn an auf den Orgasmus konzentrieren. Nicht wenige setzen den Weg mit dem Ziel gleich, also Sexualität mit dem Orgasmus. Damit verkürzen sie eine Erfahrung, die potenziell Stunden andauern kann, auf wenige Sekunden (Kapitel 9, S. 150). Zum anderen verschließen Sie sich so einer ganzen Palette an sexuellen Erfahrungswelten. Sowohl die Yoni als auch der Lingam sind äußerst vielschichtig in ihren sensitiven Möglichkeiten. Beide erlauben eine Vielzahl an intensiven Empfindungen – sie zu erkunden ist übrigens einer der Hintergründe der Yoni- und der Lingam-Massage. Doch das ist noch längst nicht alles:

Mit ein wenig Übung lässt sich das Erleben der sexuellen Energie auf Ihren gesamten Körper ausdehnen.

Eine sehr bewegende Erfahrung, die oft auch als Ganzkörperorgasmus bezeichnet wird. Lassen Sie sich von solchen Umschreibungen jedoch bitte nicht unter Druck setzen. Vergleichbare Erfahrungen geschehen eher nebenbei und bauen sich erst mit der Zeit aus.

Ihren eigenen Körper lustvoll erkunden

Die andere Seite, die des schnellen »Es-sich-selbst-Besorgens«, ist oft selbst dann unfrei, wenn Sie mit Solo-Sex bereits vertraut sind. Verschämt und gehemmt wollen wir es schnell, unbemerkt und spurlos »hinter uns bringen«. Manchmal sogar mit der Angst – die oft schon in der Pubertät entsteht –, bei etwas Unerlaubtem erwischt zu werden. Zu lernen, geduldig zu bleiben, sich Zeit zum Spüren zu nehmen, all das kann Sie unvorhergesehenerweise mit Angst, Scham und Schuld konfrontieren. Überfordern Sie sich nicht und lassen Sie sich Zeit, Schritt für Schritt Ihren Körper zu betrachten, ihn zu erkunden und jede lustvolle Regung offen willkommen zu heißen. Gerade Frauen schauen zwischen ihren Beinen »nicht so gern genau hin«. Männer schämen sich nicht selten für ihre so offensichtliche Erektion (oder ihr Ausbleiben) sowie für ihre Ejakulation. Die Reise in die Selbstberührung beginnt oft ganz zart und fast zaghaft, mit einem liebevollen Halten Ihres Lingams oder Ihrer Yoni. Mit dem Spüren des leisen Pulsierens, wenn die Lust langsam erwacht. Lauschen Sie gerade diesen feinen Reaktionen Ihrer Yoni und Ihres Lingams.

Sie lieben sich stets auf die gleiche Art und Weise selbst? Das ist, als würden Sie mit angezogener Handbremse auf der Autobahn fahren. Doch wie lockt man sie nun hervor, die sexuelle Energie, die sich so vielschichtig äußern kann? Hier eine erste Anregung für die Praxis, sie erweitert die Übung »Bewusste Intimität« aus Kapitel 2 (S. 46).

 Übung: Die sexuelle Energie in sich spüren

- Nehmen Sie sich erneut ein paar Stunden Zeit, ganz für sich allein. Richten Sie sich ein schönes Liebeslager her – genauso sorgfältig, als würden Sie zum ersten Mal einen neuen Liebhaber oder eine neue Liebhaberin erwarten. Schalten Sie Ihr Handy aus.
- Lieben Sie sich selbst. Bleiben Sie bei langsamen Bewegungen und erkunden Sie Ihren gesamten Körper.
- Halten Sie immer wieder inne, lauschen Sie in die Empfindungen Ihres Körpers hinein und bleiben Sie im liebevollen Kontakt.
- Verzichten Sie auf Pornos, Spielzeuge & Co. Vielleicht brauchen Sie Bilder in Ihrem Kopf, um in Stimmung zu kommen. Doch dann, wenn die Lust da ist, beobachten Sie eine ganze Zeit lang nur sie. Wenn erneut Bilder auftauchen, dann kehren Sie immer wieder vom Kopf zu Ihren Körperempfindungen zurück.

- Nehmen Sie wahr, wie die Empfindungen – und damit die sexuelle Energie – auf- und absteigen. Wenn die Lust nachgelassen hat, dann stimulieren Sie sich erneut. Nach und nach finden Sie Ihren ganz eigenen Rhythmus. Beobachten Sie die Wellenbewegung, zu der Ihre Empfindungen irgendwann werden – rund um Ihren Intimbereich, vielleicht aber auch bereits darüber hinaus. Das Abklingen der Gefühle ist ebenso ein ereignisreicher Moment, dem Sie intensiv nachspüren können.

- Führen Sie Ihre Lust in langsamen Wellen immer näher an den Point of no Return heran. So nennt man bei Männern den Punkt, an dem sie zum Orgasmus bzw. zur Ejakulation kommen würden, ohne dass ein Umkehren möglich ist. Manche Frauen kennen ähnliche Phasen, bei denen ein Abklingen bzw. eine Pause hilfreich ist.

- Gehen Sie jedoch nicht bis zum Höhepunkt, sondern bleiben Sie in der Phase davor. Lassen Sie die Empfindungen notfalls abkühlen, um sich erst dann wieder zu stimulieren. Genießen Sie das Auf und Ab. Konzentrieren Sie Ihr Bewusstsein darauf, wie die Energie ansteigt und wohin sie geht, wenn Sie kurz vor dem Höhepunkt wieder loslassen und entspannen.

Alle (!) Emotionen gehören dazu

Erlauben Sie sich alle Emotionen, die möglicherweise in dem Auf und Ab der Wellen auftauchen. Sie sind manchmal durchaus intensiv: Wut, Ungeduld, Scham, Trauer und Lachen oder Tränen können Ihre Lust begleiten. Laden Sie alles ein und heißen Sie alles willkommen. Es ist wie ein »energetisches Reinigungsritual«, wenn all das, was mit unserer Lust verbunden ist, in Bewegung gerät und einfach frei fließen darf.

Versöhnen Sie sich mit ungeliebten Körperstellen

Falls es Bereiche Ihres Körpers gibt, denen Sie im Laufe der Übung begegnen und die Sie ablehnen oder die Ihnen ungeliebt sind: Nehmen Sie sich außerhalb der Übung immer wieder Zeit, diesen Bereichen Ihres Körpers konkret zu berühren. Halten Sie mit den Händen eine Zeitlang den Kontakt zu diesen Stellen und nehmen Sie sie bewusst wahr. Verbinden Sie sich mit ihnen und nehmen Sie sie liebevoll an, als einen Teil Ihres lustvollen Körpers. Wenn Sie dies immer wieder mit größtmöglicher Offenheit tun, werden Sie sich immer mehr annehmen und so auch im Kontakt zu Ihrem Partner offener sein können.

Sie können die Übung zum Spüren der sexuellen Energie als Basis für Ihr ganz intimes Solo-Sex-Ritual verwenden und sie nach und nach abwandeln oder um weitere Elemente ergänzen.

Beobachten Sie sich gut dabei:
- Welche Empfindungen nehmen Sie jeweils wahr?
- Wann tauchen neue Empfindungen auf, die Sie so bislang noch nicht kannten?
- In welchen Bereichen Ihres Körpers sind sie spürbar?

Die Erregung, die Sie dabei fühlen, lässt sich ungewöhnlich lange genießen. Als Mann vor allem dann, wenn Sie dem konditionierten Drang zur Ejakulation einmal nicht nachgeben und rechtzeitig vor dem Point of no Return wieder abkühlen.

Verlängern Sie den Lustgenuss

Zehn Minuten, eine halbe Stunde, irgendwann eine Stunde und mehr Solo-Sex: Am Anfang ist das irritierend – wir sind es gar nicht mehr gewohnt, Lustgefühle so ungefiltert und konzentriert an uns heranzulassen, ohne sie durch den Orgasmus zu beenden. Das gilt für Sie allein, das gilt aber auch in der Beziehung. Sie können sich also schon einmal darauf freuen, dass Ihr gemeinsames Liebesspiel – angefacht durch die Solo-Übungen – mit der Zeit deutlich länger und intensiver werden kann. Auch bei dieser Übung gilt der Grundsatz: Bewerten Sie die neuen Empfindungen nicht. Versuchen Sie ebenso wenig, sie zu kategorisieren, etwa in »besser« oder »weniger gut« als Ihre bisherigen Erfahrungen. Sexuelle Ekstase und sexuelle Tiefe sind nicht selten in kleinen Details erlebbar, die wir beim reinen Blick auf die »Lustoptimierung« schnell übersehen. Manchmal reicht es, in solch einem kleinen Moment zu verweilen, und Ihre innere Sonne geht auf. Oder – auf den Paarkontext übertragen – Sie fühlen sich Ihrem Gegenüber deutlich näher als normalerweise.

Solo-Sex für Männer

Noch ein Hinweis zum Solo-Sex für die Männer: Es gibt eine kleine Technik, um vom einseitigen und schnellen »Wichsen« wegzukommen, hin zu mehr Gefühl. Nehme Sie dazu ein hochwertiges Gleitgel, das Sie auf Ihrem Lingam verteilen. Vor allem im oberen Bereich unterhalb der Eichel. Legen Sie nun den Zeigefinger Ihrer bevorzugten Hand auf das Frenulum, auch Vorhautbändchen genannt. Es verbindet die Eichel mit der Vorhaut. Die Region rund um das Frenulum zählt – auch bei beschnittenen Männern – zu den lustvollsten Zonen überhaupt, sie ist äußerst erogen und empfindsam. Der Mittel- und Ringfinger liegen direkt unterhalb des Zeigefingers, in einer Reihe entlang auf dem Lingam. Ihr Daumen liegt dabei auf der anderen Seite des Lingams, also Richtung Körper, und stützt ihn leicht.

Probieren Sie diese Haltung aus. Sie ist weniger kompliziert, als es zunächst klingt. Der Lingam und das Frenulum liegen damit sanft zwischen den Fingern, und Sie nehmen Ihren Lingam nicht wie sonst in den Würgegriff. Nun stimulieren Sie mit Ihrem Zeigefinger das Frenulum und direkt darum herum. Männer, die komplett beschnitten sind, nehmen dafür die Region, wo sich das Vorhautbändchen befand. Ihr Zeigefinger macht dabei sanfte, langsame und kreisende Bewegungen auf dem Frenulum. Gehen Sie mit sehr leichtem Druck vor. Am besten gelingt dies, wenn Ihr Lingam bereits leicht erigiert ist. Achten Sie darauf, dass Ihre Hand locker ist und nicht verspannt, wie oft bei der konventionellen Selbstbefriedigung.

Alternativ hierzu können Sie dieselbe kreisende Bewegung mit Zeige-, Mittel- und Ringfinger gleichzeitig machen. Oder Sie bilden mit Daumen und Zeigefinger einen leichten Ring um Ihren Lingam, direkt unterhalb der Eichel, den Sie abwechselnd enger und weiter werden lassen. Massieren Sie auch einmal den gesamten Bereich rund um Ihr Frenulum und am unteren Eichelrand, mit einem oder mehreren Fingern (Gleitgel nicht vergessen). Manche Männer mögen es, die Kerbe zweier Finger über das Frenulum zu legen und dann daran hoch- und herunterzufahren.

Alles, was Sie intensiver erleben lässt und was Sie von den gewohnten Bewegungsmustern wegbringt, ist erlaubt.

Erforschen Sie nun weiter die Rundungen der Eichel, den Eichelrand, die Öffnung der Harnröhre, die Vorhaut und das Frenulum, die Adern, die Hoden, den Hodensack (Skrotum), den Schaft, die Wurzel unterhalb der Hoden, ebenfalls den Damm und den Bereich des Anus. Für Männer genauso wie für Frauen der Hinweis, beim Solo-Sex ein Gleitmittel auszuprobieren – wir können dies nicht oft genug betonen. Eine trockene Reibung lässt den Lingam teils weniger empfindungsfähig und taub werden. Zudem sorgt das bessere Gleiten dafür, dass Sie nicht zu schnell stimuliert werden. Viele wollen beim Solo-Sex nicht mehr auf dieses Hilfsmittel verzichten. Wenn Sie sich sanft am Damm in Richtung Anus massieren und dabei in die Tiefe hineingehen, können Sie vielleicht von außen Ihre Prostata fühlen und sie ebenfalls massieren. Ein oft ungewohntes Gefühl, das sich mit der Zeit äußerst lustvoll entwickeln kann. Manche Männer berichten dabei von einer Lust, die sich von den üblichen Empfindungen – bei alleiniger Stimulation des Lingams – deutlich unterscheiden kann. Spüren Sie bei der gesamten Erkundungsreise hin: Wie fühlt sich welche Berührung an? Wie verändert sich das Empfinden, wenn Sie erregt sind? Wie klingt es nach?

Solo-Sex für Frauen

Nehmen Sie beim Sich-Erkunden jedes Detail wahr: Ihren Venushügel (»Schamhügel«), die äußeren Venuslippen, die inneren Venuslippen, die kleine Vorhaut über der Klitoris, die Klitorisperle darunter, den Ausgang der Harnröhre, den Eingang zur Vagina, die verschiedensten inneren Bereiche der Vagina in allen Richtungen, den Damm und den Anus. Nutzen Sie einen Spiegel, um genau hinschauen zu können. Hier helfen eine weiche Hand beziehungsweise weiche und entspannte Finger – entgegen der Gewohnheit, gleich mit geschäftigen Fingern in stimulierende Bewegungen zu gehen. Um das Innere der Yoni, den Vaginalkanal und z. B. die G-Punkt-Region sehen zu können, gibt es in der Apotheke oder im Drogeriemarkt für wenig Geld ein Spekulum aus Kunststoff (ein Spekulum ist das medizinische Gerät, mit dem Gynäkologen das Innere der Yoni betrachten können). Mithilfe der transparenten Kunststoffausführung und einem Spiegel hat Frau einen wunderbaren Rundum- und Einblick.

Viele Frauen betasten sich selbst sehr »medizinisch-anatomisch«. Dann entsteht ein Gefühl, das wenig sinnlich und erotisch ist, es hat eher etwas von »sich befummeln«. Die meisten Frauen kennen diese suchende und unsichere Berührungsqualität aus ihren ersten sexuellen Begegnungen – und viele glauben, dass es sich »immer so anfühlen muss«. Sie können hier mit sich selbst eine wunderbare Erfahrung dahingehend machen, was es braucht, damit sich eine Berührung oder ein liebevolles Halten Ihrer Yoni zart, sinnlich und »sexy« anfühlt. Berühren Sie alle Bereiche Ihrer Yoni so, als würden Sie eine zarte, frische Blüte zum ersten Mal ertasten. So, als wäre sie etwas Unbekanntes und Kostbares. Diese Art der zarten Annäherung und forschenden zärtlichen Berührung – übrigens auch ein wertvoller Hinweis für die Männer – eröffnet ein neues, tieferes Vertrauen.

Nehmen Sie z. B. Ihren Zeige- oder Mittelfinger und streichen Sie immer wieder sacht und sanft vom Damm aufwärts zum Venushügel, entlang der Spalte, die die äußeren Venuslippen bilden (lassen Sie sich nicht irritieren, wenn Ihre inneren Venuslippen etwas herausschauen, bleiben Sie dennoch außen mit Ihrer Aufmerksamkeit). Zu Beginn ist diese Spalte möglicherweise noch deutlich geschlossen. Streichen Sie nun immer wieder zurück vom Venushügel abwärts bis zum Damm. Nehmen Sie wahr, wie die Schwellkörper der Yoni und damit die Venuslippen deutlicher spürbar sind. Das braucht Zeit und Hingabe. Locken Sie Ihre Yoni mit Ihren sanften Berührungen, bis sie sich wie eine zarte Blütenknospe nach und nach öffnet. Seien Sie geduldig, geben Sie sich Zeit und Raum. Dies ist gleichsam eine schrittweise Öffnung für alle lustvollen Gefühle und kraftvolleren Berührungen, die noch folgen. Unterstützen Sie Ihre Berührungen mit einem hochwertigen Gleitgel, damit kein »trockenes Reiben« die feinen Empfindungen der Yoni betäubt. Die körpereigene Lubrikation – also das »Feuchtwerden« – passiert erst ab einem gewissen Erregungsniveau, sie ist jedoch keine Voraussetzung für schöne Gefühlsreisen zur eigenen Yoni. Von Beginn an ein Gleitmittel zu benutzen, eröffnet die Sensibilität der Yoni unmittelbar.

Langsam und achtsam genießen

Sie haben Ihre Yoni oder Ihren Lingam noch nie so ausführlich erkundet? Dann wird es höchste Zeit. Es gibt für diese Entdeckungsreise sogar angeleitete Kurse (S. 95). Erkunden Sie als ersten Schritt jedes Detail Ihres Intimbereichs. Mal mit den Augen, dann ganz sanft mit Ihren Fingern und bei geschlossenen Augen.

Für Mann und Frau gilt: Variieren Sie Tempo und Druck Ihrer Finger, aber bleiben Sie ruhig dabei. Je langsamer Ihre Bewegungen ausfallen, umso tiefer wird oft das Empfinden. Egal wie Sie Ihren »neuen« Solo-Sex angehen: Experimentieren Sie eine ganze Weile mit dem Auf und Ab der sexuellen Energie. Das wird Ihnen nicht an jedem Tag gleichermaßen gelingen. Sie haben nur selten Lust, sich selbst zu berühren? Oder Sie ziehen die Sexualität zu zweit vor? Auch das ist etwas vollkommen Normales, dann übertragen Sie die Tipps aus diesem Kapitel auf Ihre gewohnte Intimität. Genießen Sie das, was jeweils da ist. So oder so wird es Ihr sexuelles Spektrum erweitern. Wenn Sie geübter darin sind, die verschiedenen Empfindungen und Energien wahrzunehmen – egal ob nun allein oder mit Ihrem Partner –, kann der nächste Schritt erfolgen: das bewusste Ausdehnen der Energie.

Die Energie »verteilen«

Bei der Standard-Selbstbefriedigung sowie beim altbekannten Sex spüren wir oft nur unsere Yoni oder unseren Lingam. Wenn Sie bei Ihrem Solo-Sex bewusster vorgehen, dann können Sie Ihre Empfindungen – und damit Ihre sexuelle Energie – auch in andere Regionen Ihres Körpers lenken und dort spüren. Beispielsweise im Bauch- und Brustraum, in Ihrer Herzregion oder irgendwann im ganzen Körper.

Das »Verteilen« der sexuellen Energie im Körper ist ein zentrales Element für das Ermöglichen ekstatischer Erfahrungen.

Einmal erlernt, hilft Ihnen diese Erfahrung dabei, mehr Energiefluss in die gemeinsame Intimität zu bringen. Schon sind Sie als Paar in einem körperlichen und auch seelischen Austausch, den Sie bislang vielleicht immer vermisst haben. Derlei energetische Übungen klingen für viele Menschen zunächst fremd. Man muss sie sprichwörtlich am eigenen Leib erleben.

Eine gute Übung für den Einstieg ist:

1. Lieben Sie sich langsam selbst, so wie in der vorherigen Übung beschrieben. Wenn Ihnen dies noch fremd ist, dann gehen Sie nach Ihrem eigenen Empfinden vor.
2. Wenn Sie Ihre Lust deutlich spüren: Stimulieren Sie sich sanft weiter, sodass Sie Ihr Lustlevel in etwa halten.
3. Beobachten Sie nun: Wo genau nehmen Sie diese Lust wahr? Die erste reflexhafte Antwort lautet »in meiner Yoni/in meinem Lingam«. Doch wenn Sie ganz genau hinspüren, dann geht die Lust auch darüber hinaus. Erforschen Sie das immer wieder.

Der Lustbereich verändert sich, zumindest ab und an. Dies sowohl in der Fläche, also in unterschiedliche Richtungen unseres Körpers, als auch in unterschiedliche Tiefen hinein. Mal spüren wir die Lust eher an der Oberfläche, mal bis in unser Innerstes. Wo die Lust jeweils auftaucht und wie tief wir sie empfinden, das hängt von unserer Erregung ab und wie durchlässig unser Körper ist. Aber auch von der Intensität unseres Atems. Je weiter wir unseren Atemraum öffnen und weiten und je fließender unser Atem strömt, umso deutlicher werden die lustvollen Empfindungen.

Die Energie folgt Ihrer Aufmerksamkeit

Gleichzeitig hängt Ihr Lustempfinden davon ab, auf welchen Bereich Ihres Körpers Sie sich gerade konzentrieren. Auf diese Weise können Sie Ihr Lustempfinden vielleicht in Ihrem Becken, an Ihrem Damm/Anus oder an Ihren Oberschenkeln spüren, wenn Sie in der Lust bleiben und sich nicht nur auf Ihre Yoni oder auf Ihren Lingam fokussieren. Dieser Lust-Raum lässt sich durch wiederholtes Üben nach und nach erweitern, denn Ihre »Antennen« werden hierdurch immer feiner.

Die sexuelle Energie war und ist immer schon in Ihrem gesamten Körper.

Nun spüren Sie die Empfindungen oder das Kribbeln auch: nach oben hin in Richtung des Bauches, vielleicht sogar bis zum Bauchnabel, nach unten hin in Richtung der Beine.

Mit dieser Übung lernen Sie zunächst, Ihre sexuelle Energie überhaupt als solche wahrzunehmen, und zwar nicht als lokales Ereignis (»im Lingam« bzw. »in der Yoni«), sondern als Feld, das sich verändern kann. Sie spüren nur wenig außerhalb Ihrer Genitalien? Manchen hilft es, das Verteilen der Lust zu visualisieren. Stellen Sie sich z. B. bildlich vor, wie Ihre sexuelle Energie durch die Stimulation langsam spürbarer wird und wie Sie dann von Ihren Genitalien in den gesamten

Beckenboden strömt. Wenn Ihnen das gelingt, dann gehen Sie den nächsten Schritt: von den Genitalien in die Bereiche, die direkt oberhalb oder unterhalb liegen (die Visualisierung bzw. das Lenken der Energie in die oberen Körperbereiche fällt vielen leichter), und dann immer in kleinen Schritten weiter. Falls Ihnen das Vorgehen zu abstrakt erscheint, kann Sie möglicherweise eine Mischung aus tantrischer Massage und Berührungscoaching unterstützen. Hierfür sollten Sie jedoch einen Anbieter wählen, den Sie bereits mehrfach ausprobiert haben und der Ihnen vertraut ist.

Wenn man beim »Verteilen« der Energie bei der Herzregion angekommen ist, tut sich für viele ein magischer Moment auf.

Die Verbindung von Sex (Genitalien) und Herz ist ein wichtiges Element in der Tantramassage.

Unterstützend können Sie auch Ihre Hände einsetzen: indem Sie sich mit der einen Hand sanft stimulieren und die andere Hand flächig auf den Bereich legen, in den die Energie fließen soll.

Wie das Lust-Feld wächst

Wenn Sie die Selbstliebe-Übungen in diesem Buch regelmäßig machen, dann wird das Feld – in dem Sie Ihre Lust wahrnehmen – stetig größer werden. Setzen Sie sich jedoch nicht unter Druck. An manchen Tagen werden Sie nicht so viel empfinden wie an anderen. Dann fahren Sie ein anderes Mal fort. Sobald Sie Ihre Energie zum ersten Mal bewusst auch außerhalb Ihrer Genitalien wahrnehmen, ist der wichtigste Schritt bereits getan. Ihre Lust war schon immer im Fluss, so wie wir es hier beschreiben? Dann teilen Sie diese Erfahrung mit Ihrem Partner oder Ihrer Partnerin als Inspiration.

Durch bewusst gelebten Solo-Sex können Sie die aufwallende Energie z. B. wie folgt nutzen:

- Achten Sie bei Selbstliebe und bei gemeinsamer Sexualität neben dem, was Sie in Ihrer Yoni oder in Ihrem Lingam empfinden, auch auf das, was von Ihrem Herzen ausgeht. Das erhöht Ihre Verbindung zu sich selbst, ebenso die zu Ihrer Partnerin oder Ihrem Partner.
- Nehmen Sie den Körper Ihres Gegenübers auf eine neue Weise wahr. Indem Sie weniger auf die Oberfläche und das äußere Erscheinungsbild achten, sondern auf die Ausstrahlung, die subtile innere Energie sowie die Qualitäten, die von Ihrem Partner ausgehen.
- Wir haben es bereits angedeutet: Fortgeschrittene können ihr (sexuelles) Energiefeld auch auf den Körper des anderen ausdehnen. Genau das ist gemeint, wenn man im Volksmund davon spricht, dass zwei Menschen miteinander »verschmelzen«. So kann tiefe Intimität entstehen. Dazu später noch mehr, in Kapitel 11 (S. 190).

Manche Frauen und Männer sind in der Lage, ihre sexuelle Energie in jeden beliebigen Körperteil zu »lenken« und sie dort zu spüren. Das ermöglicht ihnen neue körperliche Erfahrungen. Alles, was wir hier schildern, hat vor allem mit dem Loslassen alter Muster, Gewohnheiten und Vorstellungen zu tun. Wenn Sie ein bestimmtes Bild im Kopf haben, wie sich Sexualität und der sexuelle Höhepunkt anfühlen sollten, kann die Lust nicht tiefer gehen als bis dorthin. In diesem Sinne ähneln orgastische Erfahrungen viel mehr dem ausgedehnten Spüren oder dem Strömen Ihrer sexuellen Energie als einer punktuellen Entladung. Andere nutzen das Bild vom »Entspannungs-Orgasmus« statt des herkömmlichen »Anspannungs-Orgasmus«.

Sexuelle Energie und Chakrenarbeit

Sie müssen keinen Hang zur Spiritualität haben, um sich mit Ihrer sexuellen Energie zu beschäftigen. Eine achtsame Intimität ist ebenso gut möglich, wenn Sie damit kein bestimmtes geistiges Grundkonzept verknüpfen. Wer doch tiefer gehen möchte, der kann sich mit der sogenannten Chakrenarbeit auseinandersetzen, die in tantrischen Lehren der Gegenwart auch die Sexualität – als wichtige Lebensgrundlage – mit einbezieht.

8 Zur Sache, Schätzchen: Wie sie es mag, wie er es mag

Wir bekommen nur den Sex, den wir auch in der Lage sind, uns aktiv zu wünschen – also zu kommunizieren. Frauen und Männer wissen in der Regel sehr wenig über ihre eigene Sexualität und über die Sexualität des Partners. Auf diese Weise erlischt nach und nach das gegenseitige Interesse sowie das Feuer. Routine kommt auf und es fehlt an Abwechslung. Damit schläft auch die Lust ein und/oder man orientiert sich anderweitig, ob nun im Rahmen einer Affäre oder über die Flucht in Pornografie. Als Folge wird die erlebte Distanz noch größer: Nicht nur, dass wir unsere Bedürfnisse nicht kommunizieren, indem wir sie uns im Außen erfüllen wollen, fliehen wir auch vor der Begegnung mit uns selbst und mit unseren Gefühlen. Diese Flucht in ein Außen trifft auf Sie zu? Dann nehmen Sie der Entwicklung Ihrer Liebes- und Lust-Beziehung eine große Chance. Denn vielleicht könnten Sie ja gemeinsam als Paar aneinander wachsen?

Öffnen Sie sich Ihrem Partner

Der Schritt, Ihrem Partner Ihre intimen Fantasien und lustvollen Wünsche offen mitzuteilen, kann sehr herausfordernd sein. Sie haben sich in den vorangegangenen Kapiteln ein wenig mehr mit Ihrer Haltung zu sich und dem Umgang mit Ihren Schwächen beschäftigt? Sie sind dabei mit Ihrer eigenen Sexualität und Lust vertrauter geworden? Dann kann es nun konkreter weitergehen. Jetzt können Sie den Mut aufbringen und es wagen, sich immer mehr zu zeigen, ohne Druck oder unrealistische Ansprüche. Geben Sie sich einen Schubs: Erzählen Sie Ihrem Partner nun von Ihren Erfahrungen, die Sie bis hierher gemacht haben. Teilen Sie Ihre Erkenntnisse, um so einen liebevollen Raum zu öffnen. In diesem Raum können Sie dann offen sprechen: »Ich habe da eine Idee, vielleicht probieren wir es mal so …«

Meine Fantasien:

Meine Wünsche:

Solo-Sex kann auch hier ein Türöffner sein, als wunderbar nahe und intime Möglichkeit, ihn in der Sexualität gemeinsam zu erleben. Ihrem Partner zu erlauben, dem beizuwohnen, wenn Sie sich berühren und stimulieren, ist ein aufregender Zugang zu mehr Achtsamkeit und Offenheit in der sexuellen Begegnung. Ein Akt, mit dem Sie zu tiefer Intimität einladen. Zeigen Sie Ihrem Partner, wie Sie mit sich selbst lustvoll sind, noch bevor Sie Ihrem Partner Ihre tiefsten Fantasien und Wünsche offenbaren. Das ist nicht nur lehr- und hilfreich, sondern oft auch eindrucksvoller als jede Erklärung – zudem nicht selten sehr erregend für beide.

Sehen Sie es als finale Übung zur Selbstliebe: Wenn Sie Ihren Körper liebevoll unter den Augen Ihres Partners erkunden, wenn Sie ihn damit an Ihrem ganz eigenen puren Lusterleben teilhaben lassen, dann signalisieren Sie: »Sieh hin, ich bin mir selbst nah, ich bin mir meiner Eigenverantwortung bewusst.« Sie zeigen, dass Sie inzwischen gut für sich und Ihre Lust sorgen können und dass Sie keine Ansprüche an Ihren Partner stellen. Wenn Sie in den vorangegangenen Kapiteln neue Erfahrungen mit sich gemacht haben, dann erlaubt dies eine Freiheit und Offenheit, bei der beide Partner für ihre eigene Lust und Erfüllung Sorge tragen können. Auf diese Weise ermöglichen Sie eine uneingeschränkte, unmissverständliche Kommunikation, bei der es um die Sache geht, und nicht um Subtexte und versteckte Botschaften, die der Partner doch bitte noch nebenbei entschlüsseln möge. Klarheit wird ebenso möglich wie ein gemeinsamer Blick auf das Geschehen.

Keine Offenheit ohne Risiko

Ja, zu den eigenen sexuellen Wünschen zu stehen – und sich damit so zu zeigen, wie man nun mal ist –, birgt das Risiko, dass der andere nicht mitgeht. Dazu am Ende des Buchs noch mehr. Doch was wäre die Alternative? Ihre Wünsche zu verbergen oder zu unterdrücken? Das ist einerseits ungesund für Ihre innere Balance und andererseits wahrscheinlich ebenso wenig förderlich für Ihre Beziehung. In der permanenten Heimlichkeit werden unsere Wünsche schnell zum Pulverfass oder münden in einen Vertrauensbruch. Wertschätzen Sie es also unbedingt, wenn sich Ihr Partner Ihnen gegenüber öffnet. Selbst dann, wenn Ihnen einige Details Unbehagen bereiten, an Ihrem Selbstwert kratzen oder Ängste auftauchen. Sie können all diese Gefühle durchaus äußern und müssen auch nicht auf jede Aussage oder auf jeden Wunsch gleich eine Antwort parat haben. Die Äußerungen Ihres Gegenübers sind zunächst einmal ein Angebot für einen möglichen Weg, kein fertiges Skript.

Ein Nein als Chance sehen

Umgekehrt gilt: Wenn der Partner einen sexuellen Wunsch mit einem »Nein« beantwortet, so bedeutet das nicht, dass er oder sie nicht »richtig funktioniert« oder etwas »nicht kann«. Neben echter Ablehnung gegenüber dem Vorschlag kann der Grund für die Verneinung auch darin liegen, dass er oder sie einfach etwas Zeit braucht, um sich mit der Idee anzufreunden – oder dass die Vorstellung davon fehlt, was und wie es gehen könnte. Genauso wenig bedeutet das »Nein«, dass die wünschende Person einen Fehler gemacht oder »eine Grenze« überschritten hat. Nein zu sagen ist vielmehr eine Chance für beide Beteiligten. Die Person, die den Wunsch geäußert hat, kann im nächsten Schritt darüber nachdenken: »Welche Form der Sexualität ist stattdessen möglich, die ich mir ebenso vorstellen kann?« So findet man nach und nach zueinander, ohne dass stets alle Unterschiede und kommunikativen Spannungen restlos geklärt werden müssten. Ihr Partner kommuniziert offen und ehrlich? Dann bedanken Sie sich für das Vertrauen, das er oder sie Ihnen entgegengebracht hat. Sprechen Sie das ruhig genau so und in dieser Form aus: »Ich danke dir für dein Vertrauen, dass du dich mir geöffnet hast.« Wenn Ihre Beziehung eine Chance haben soll, dann braucht es diesen offenen Raum.

Lernen Sie zuzuhören, ohne gleich ein Urteil zu fällen.
Lernen Sie, immer wieder offen zu sprechen,
ohne schon das »Nein!« vorauszudenken.
Was Sie gemeinsam aus einem Wunsch machen
oder auch nicht, das ist erst der nächste Schritt.

Zuhören, ohne zu bewerten

Lassen Sie Ihren Partner unbedingt ausreden, wenn er seine sexuellen Wünsche äußert. Versuchen Sie, seine Äußerungen nicht sofort in »möglich« und »unmöglich« einzuteilen.

Vor allem aber kontern Sie nicht mit folgenden Mechanismen:

- Vorwürfe (»Es war klar, dass du das willst, was für mich am schwierigsten ist.«)
- das Gesagte ins Lächerliche ziehen (»Was ist das denn für ein kindischer Wunsch? Werde erst einmal erwachsen!«)
- den anderen beschämen (»So etwas Perverses/Abartiges/Egoistisches ... kann auch nur dir einfallen!«)

Durch derlei Antworten würde sich Ihr Partner vermutlich dauerhaft verschließen. Auch hier gilt erneut: Sehen Sie jeden Wunsch als Offerte, gemeinsam an Ihrer Intimität zu arbeiten, nicht als Forderung. Und schon gar nicht als persönlichen Angriff. Schließlich ist es »nur« der Wunsch Ihres Partners oder Ihrer Partnerin, der Sie gegebenenfalls herausfordert. Er hat zunächst einmal nichts mit Ihnen selbst zu tun. Im Sinne der Gewaltfreien Kommunikation (Kapitel 2, S. 39) gilt es generell, intime Bedürfnisse nicht in der vorwurfsvollen Du-Form zu kommunizieren, sondern in der Ich-Form, die ein Angebot macht. Aus »Du bist beim Sex immer so schnell fertig« wird dann ein »Ich wünsche mir heute, dass du mich eine halbe Stunde lang nur berührst, bevor wir miteinander schlafen. Kannst du dir das vorstellen?«

Nicht jede Fantasie muss Realität werden

Wenn Sie sich gegenseitig Ihre Fantasien erzählen, dann bedeutet das nicht, dass Sie sie auch immer gleich alle umsetzen müssen oder wollen. Schließlich gibt es genügend Fantasien, die auch solche bleiben dürfen. Oder die in der Vorstellung gar mehr Faszination ausüben als in der Wirklichkeit. Gerade Frauen sind manchmal irritiert von offensiven Gedankenspielen, die ihnen durch den Kopf gehen. Weil sie denken, sie seien allein mit derlei Fantasien. Dabei geht es vielen anderen Frauen und auch Männern genauso. Hinzu kommt: Nicht jeder

Wunsch lässt sich erfüllen. Aber durch den offenen Austausch lernen Sie die Sexualität Ihres Partners genauer kennen, als es üblicherweise der Fall ist. Achten Sie darauf, Ihre eigenen Fantasien nicht auf Ihr Gegenüber zu projizieren. Oder dass Ihr Partner Ihre Fantasie mit einer Erwartungshaltung verwechselt. Am einfachsten geht auch dies wieder als Ich-Botschaft: »Ich habe für mich die Fantasie, dass ...« Diese Formulierung unterstreicht, dass es sich bei der Fantasie eben nicht zwangsläufig um ein »Ich wünsche mir/will von dir, dass ...« handelt, und schon gar nicht um ein »Du musst!«.

Von der Theorie zur Praxis

Sie wollen nach dem Austausch doch gemeinsam loslegen, zumindest einige der Geschichten in die Tat umzusetzen? Dann fangen Sie mit den »harmloseren« an, steigern Sie sich langsam und fordern Sie sich sanft gegenseitig. Das kann man auch spielerisch machen, falls Ihnen der Mut oder die Kreativität für den Einstieg fehlen. Etwa in Form von »Flaschendrehen« für Erwachsene – ein Heidenspaß. Eine andere Option: Notieren Sie alle Fantasien von sich und Ihrem Partner, die sich theoretisch ausprobieren lassen. Dann sortieren Sie sie nach Grad der Herausforderung, etwa von eins bis zehn. Eins bedeutet »langweilig«, zehn heißt »Wir suchen uns vorher einen Scheidungsanwalt«. Wenn Sie bei der Fünf ankommen, sind Sie nicht nur um einige spannende Erfahrungen reicher. Sie können auch besser abschätzen, was gemeinsam alles noch möglich ist. Wer mag, tastet sich dann noch weiter vor. Aber das muss nicht sein. Der Vorteil des schrittweisen Vorgehens: Sie merken, wenn der andere die Diskussion oder das Erlebte erst einmal verarbeiten muss oder wenn Ihr Partner überfordert ist.

Gegenseitige Ehrlichkeit ist ein Prozess

Sie müssen auch nicht alles preisgeben. Eine vollkommene Offenheit ist nicht oder nur sehr schwer zu leben – abgesehen von der Frage, ob sie wirklich erstrebenswert wäre. Die neue Offenheit kann zunächst auch deutlich irritieren oder bestehende Konflikte wieder aufleben lassen. Von daher ist sie für Paare, die gerade in einer Krise stecken, nur bedingt zu empfehlen. Und wenn doch, dann nur mit professioneller Begleitung. Für alle anderen gilt: Nehmen Sie es locker. Sie wussten längst nicht so viel von Ihrem Partner, der seit vielen Jahren neben Ihnen im Bett liegt, wie Sie dachten? Das kann man sportlich sehen und als Chance begreifen, die Neugier umzuwandeln. In neue Energie oder gemeinsame Abenteuer. Das Gleiche gilt, wenn Sie Zeuge bei sehr intimen Momenten sein dürfen, etwa beim Solo-Sex des anderen. Genießen Sie dieses Geschenk, ebenso wie die ganz besondere Magie des Sich-neu-Entdeckens. Solche Gelegenheiten erlauben sich nur sehr wenige Paare, die bereits länger zusammen sind.

Den Mut haben, Neues zu probieren

Viele bleiben rein bei dem, was sie sich gegenseitig erzählen, ohne gleich konkrete weitere Schritte zu planen. Manche Männer und Frauen wollen nicht mehr von sich preisgeben, andere wollen gar nicht mehr wissen. Dies geschieht meist aus der Sorge heraus, dass durch die Offenheit etwas in Bewegung gerät, das sich vielleicht nur schwer kontrollieren lässt. Das Zurückhalten und Nicht-hören-Wollen ist risikoarm, aber gleichzeitig auch ohne Spannung und Energie. Anderen Paaren gelingt es, gemeinsam etwas aus dem zu gestalten, was sie neu erfahren haben – unter Einsatz von viel Kreativität und vor allem Geduld. Eine Öffnung lässt sich keineswegs erzwingen, sie führt auch nicht zu schnellen Resultaten. Sogar das Gegenteil kann zunächst der Fall sein: Auf die Öffnung folgen Rückzug oder Scham, bevor man dem Ganzen dann doch eine Chance gibt.

Beziehungsarbeit ist keine Einbahnstraße, die immer nur in Richtung »mehr Harmonie« führt, das sollte beiden Beteiligten bewusst sein.

Es ist tatsächlich ein intensiver Prozess. Und ja, manchmal auch wirklich »Arbeit«.

Berechenbarkeit – der stille Tod der Leidenschaft

Sie wollen sich beide – und die Beziehung – lieber »schonen«? Wie sollen hieraus leidenschaftlicher Sex, unbändige Lust, tiefes Vertrauen oder Hingabe entstehen? Bei einer Beziehung, die voll auf Berechenbarkeit ausgerichtet ist, weiß man stets, was wer wann bekommt, was noch kommen wird – oder eben auch nicht. Dadurch stirbt die Dynamik Ihrer Beziehung, sie wandelt sich in ein »Nebeneinander-her-Leben«. Der Vorteil: Ein solches Liebesleben ist einschätzbar. Der Nachteil: Es ist todlangweilig. Das bedeutet nun nicht, dass Sie ständig alle Konzepte in Ihrer Beziehung über den Haufen werfen sollen. Denn dann fehlt die Zeit zum Genießen und zum Wahrnehmen. Gelungene sexuelle Beziehungen beherrschen Offenheit genauso wie das Sich-Erlauben von persönlichen erotischen Gedankenspielen. Sie leben das Ritual genauso wie den gemeinsamen Ausbruch. Nicht zuletzt ist das Betrachten von verborgenen Wünschen eine große Chance für jeden Einzelnen von uns, an sich zu wachsen. Sie wollen das Thema »offener Austausch« angehen, sind sich aber unsicher, wie das gelingen kann? Dann empfehlen wir Ihnen das Buch »Guter Sex trotz Liebe« von Ulrich Clement. Es leitet dazu an, systematisch ein sexuelles Profil zu erstellen und damit zu arbeiten – Ihr eigenes, aber auch ein gemeinsames.

Wenn Sex gerade kein Thema ist

Ihre Sexualität ist momentan (noch) kein allzu wichtiges Thema für Sie? Sie haben mehr aus Neugierde zu diesem Buch gegriffen? Fragen

Sie sich dennoch möglichst konkret: »Welche Formen der Intimität wünsche ich mir?« Ein »Ich will mehr Kuscheln« ist eventuell nicht greifbar genug, wenn eine Entwicklung stattfinden soll. Vielleicht ist es aber auch so, dass Sie der Frage ausweichen, was guter Sex für Sie bedeutet? Oder der Frage, was Sie als Mann oder Frau ausmacht? Vielleicht lauern hinter den Antworten unerfüllte Sehnsüchte, tief verborgene Scham, Unsicherheit oder eine Verletzung auf anderer Ebene? Machen Sie sich Sorgen darüber, dass die sexuellen Wünsche Ihres Partners in eine ganz andere Richtung weisen als Ihre eigenen? Oder dass gar die Trennung droht, wenn Sie sich öffnen? Etwa weil Sie mit einem Wunsch Ihres Partners nicht umgehen können oder weil die Ausgangspunkte zu verschieden sind? All das hat nichts damit zu tun, dass Sie in irgendeiner Form »Schuld« haben. Sie sind als Mensch so, wie Sie sind. Egal was andere oder Ihr Partner darüber denken mögen. Es braucht zweifellos Mut, all das zu betrachten und zu beantworten.

Es gibt keinen »richtigen« oder »falschen« Sex

Falls Sie schnell beim Bewerten der Wünsche sind, egal ob es um Ihre eigenen oder die des Partners geht: Vielleicht nehmen Sie – wenn auch unbewusst – für sich in Anspruch zu wissen, was »richtiger« und was »falscher« Sex ist. Ein solches Urteilen kann viele Gründe haben, von unserer Sozialisation und Erziehung bis hin zu unangenehmen Erfahrungen, die wir gemacht haben.

Zwei Beispiele, was sich hieraus ergeben kann:

- Die Erfahrung »Mein letzter Partner hat sich von mir getrennt, nachdem er sich geöffnet hat/nachdem ich mich geöffnet habe« führt nicht selten zu der Vermutung, dass es jetzt wieder so sein muss. Deswegen verschließt man sich.
- »In einer vorherigen Beziehung hatte mein Partner eine Zeit lang keine Lust auf Sex. Danach hat er mich fast gar nicht mehr angefasst.« Dieser Gedankengang führt vielleicht zu der Schlussfolgerung »Wenn er oder sie mehrfach hintereinander nicht mit mir schlafen will, dann muss es daran liegen, dass ich nicht begehrenswert bin.«

Erotische Wünsche, die man offen ausspricht, können zu ganz ähnlichen Gedankenkonstrukten führen. Idealerweise tauschen Sie sich genau darüber mit Ihrem Partner aus. Dann wird er oder sie die Situation besser verstehen, und manche Befürchtung lässt sich auflösen, bevor sie zu einer fixen Idee wird. Wie auch immer Sie sich gegenseitig annähern: Verurteilen Sie sich nicht für Ihre Sehnsüchte und Fantasien. Tun Sie das genauso wenig bei Ihrem Partner. Werfen Sie dem anderen zudem nicht vor, er würde mit seinem Wunsch Ihre eigenen Bedürfnisse blockieren. Jeder von uns ist selbst dafür verantwortlich, welche Art von Sexualität er/sie haben will – und dann letztendlich auch leben kann.

Noch ein letzter großer Vorteil des intimen Austauschs. Er dient als Vorübung dazu, auch im Bett den Mund aufzumachen. Etwa dann, wenn Ihnen etwas nicht gefällt oder wenn Sie sich etwas von Ihrem Gegenüber wünschen. Dann muss sich Ihr Partner nicht ständig den Kopf darüber zerbrechen, ob er gerade »richtig liegt«. Wir hatten es bereits angedeutet:

Ein »Sich-Annehmen« und »Sich-fallen-Lassen« ist in der partnerschaftlichen Sexualität nur dann möglich, wenn man »bei sich« ist und bleiben kann.

Auch deswegen ist das selbstbewusste und klare Äußern von Wünschen so sinnvoll. Dann wissen beide Partner: »Ich darf genießen. Denn wenn mein Partner etwas anderes braucht, dann meldet er sich schon.« Das heißt nicht, dass man den achtsamen Blick nach außen aufgibt. Aber er schwimmt mehr im Hintergrund mit.

Empfangen lernen

Wie bereits erwähnt, lässt sich das reine Empfangen (aber auch das Geben) sowie das Äußern von Wünschen durch Momente mit einer klaren Rollenverteilung üben. Etwa im Rahmen einer sinnlichen Massage, die Ihnen Ihr Partner schenkt – ohne dass Sie etwas zurückgeben müssen. In diesem Zusammenhang ist es wichtig, ein solches Geschenk zunächst einmal von Sex zu trennen. Sonst sind Sie schnell bei den alten gegenseitigen Erwartungshaltungen – und die empfangende Person kann sich nicht voll auf das Empfangen einlassen. Sehen Sie das Geschenk vielmehr als Ausdruck des Vertrauens: ein bedingungsloses »Verschenken« auf der einen Seite und ein Sich-Einlassen auf die Berührung auf der anderen. Dann ist für die Empfängerin oder den Empfänger klar: »Mit der Massage und den Berührungen bin ich gemeint, nicht das vermeintlich sexuelle Angebot dahinter.«

Übungen zum Empfangen helfen auch noch in einer anderen Situation: Manche Frauen und Männer haben regelrecht Angst vor dem »egoistischen« Genuss entwickelt, teils begleitet von entsprechenden Schuldgefühlen. Das hilft – in einer Beziehung, die ansonsten auf Augenhöhe funktioniert – beiden nicht weiter. Auch hier ist Vertrauen gefragt, um das Muster nach und nach aufzulösen. Oft ist das »Sich-nicht-fallen-lassen-Können« in der empfangenden Rolle auch Ausdruck der Angst davor, die Kontrolle abzugeben. Man wähnt sich der eigenen Innenwelt und den Gefühlen, die in der Entspannung zutage treten, hilflos ausgesetzt. Oder es gibt Erfahrungen mit Übergriffigkeit und Kontrollverlust. Hier ist es besonders schön, wenn der Partner geduldig ist. Das lässt dem anderen genug Raum, um sich nach und nach zu öffnen und fallen zu lassen.

Reden Sie miteinander!

Die eigenen Wünsche können äußerst unterschiedlich ausfallen, je nach Situation und Stimmung. Genau deswegen braucht Ihr Partner Ihre Hilfe. Ein Beispiel: Manche Frauen mögen beim Vorspiel gern Abwechslung, auf dem nahen Weg zum Orgasmus brauchen sie dann eher konstante Bewegungen, und das möglicherweise in einem bestimmten Tempo, Rhythmus und mit einem bestimmten Druck. Bei anderen ist es genau anders herum. Dass Männer hier einfacher gestrickt sind, ist übrigens ein großer Mythos – auch sie wollen nicht immer zu jedem Zeitpunkt das Gleiche serviert bekommen. Bestimmte Formen der Stimulation werden dem einen schnell zu viel, während andere im siebten Himmel schweben. Generell fallen Vorlieben, die die Lust entfachen, sehr unterschiedlich aus. Zudem wechseln sie auch noch je nach Tagesform! »Heute brauche ich es so, morgen so.« Das ist – aus der Sicht des Partners – manchmal zum Verrücktwerden. Wie soll das denn funktionieren, fragen Sie sich jetzt? Es ist ganz einfach: Hier ist Kommunikation das A und O.

Sich beim Liebesspiel mit Worten und Gesten den Weg zu zeigen, das ist zu Beginn ungewohnt. Es scheint den Moment »kaputtzumachen«. Doch mit ein wenig Übung wollen Sie nie wieder darauf verzichten, ganz im Gegenteil. Schließlich führt es Sie im richtigen Moment dahin, wohin Sie wollen und wo die Lust ist. Das heißt natürlich nicht, dass der Partner auf seine eigenen Impulse und Überraschungsmomente verzichten sollte. Der gelungene Tanz der Liebe kennt alle Elemente gleichzeitig: Anregung geben und empfänglich sein, Flow und Erstaunen, wild sein und spielen, Ekstase und dahinschmelzen – die Mischung macht es aus.

Unsere Erfahrung

Michael: Ich war in erotischen Dingen ein klassischer Spätzünder. Obwohl meine erste Beziehung recht experimentierfreudig verlief, beschränkte sich mein sexueller Erfahrungshorizont danach auf ein recht überschaubares Repertoire. Mitte 20 lernte ich eine Frau kennen, die einige Jahre älter war als ich – und deutlich erfahrener. Völlig natürlich und unverkrampft zeigte oder sagte sie mir, was ihr gefiel und worauf sie Lust hatte. Für mich war das völlig ungewohnt, da bis dahin immer nur ich die »Führung« im Bett übernommen hatte. Wie entspannt unsere gemeinsame Sexualität war, und wie wir uns gegenseitig zu neuen Höhenflügen animierten! All das geschah, obwohl ich bis dahin stets unter Leistungsdruck stand, mich als Mann beweisen zu müssen. Das Sich-Preisgeben wirkt nachhaltig und umfassend.

Keine erotischen Fantasien?

Ihnen fallen nur wenig oder keine erotischen Wünsche und Fantasien ein, die man austauschen könnte? Dann warten Sie unsere Tipps für mehr Energie beim Sex in Kapitel 11 (S. 166) ab. Noch ein wichtiger Hinweis, bevor es in den nachfolgenden Kapiteln mehr »Zur Sache geht«: Mit Abwechslung im Bett und mit einer offenen Einstellung sind nicht ein Maximum an Programm, Spielzeugen oder Stellungen gemeint, die Sie abspulen sollen, sondern dass Sie ins aktive Hinspüren wechseln, statt es sich im passiven Konsum bequem zu machen. Manche Frauen und auch Männer fühlen sich durch die Außenwelt unter Druck gesetzt. Sie befürchten, dass ihre Intimität und ihre Wünsche »zu langweilig« seien. Ihre Freundin oder das Frauen-Magazin berichten, dass man nur mit Sex-Toy-Geheimtipp X dreimal hintereinander zum Superorgasmus kommt? Oder dass »Squirten« (Modebegriff für die weibliche Ejakulation) ein Muss ist, damit sie auf ihre Kosten kommt? Der Kumpel sagt, Blümchensex sei etwas für Langweiler? Und dass er es seiner Frau viel besser mithilfe von Fetisch Z besorge? Lassen Sie sich dadurch nicht verwirren. Wer all das mag, okay. Nur: Müssen muss man gar nichts. Für viele wirken derlei leistungsoptimierte Sexspiele schnell wie eine fremdgesteuerte Choreografie. Ihre Wünsche, die Sie dem Partner mitteilen, brauchen auch keineswegs immer nur »technischer« Natur zu sein oder sich in konkreten »Maßnahmen« und Fantasien zu äußern, denn sonst bleibt die Achtsamkeit auf der Strecke. So kann ein Bedürfnis, das Sie teilen, schlicht und einfach lauten:

»Ich wünsche mir, dass wir wieder zu mehr Verbundenheit in unserer Beziehung finden.«

Zunächst reicht es, ein solches Bedürfnis auszusprechen. Wie es sich konkret erfüllen lässt, darüber können Sie sich im Anschluss immer noch austauschen oder die Unterstützung durch einen Therapeuten oder Coach suchen, wenn Sie allein nicht weiterwissen. Mehr hierzu in Kapitel 14 (S. 224).

In diesem Sinn sind unsere später folgenden Tipps für mehr Abwechslung und Spielfreude in der sexuellen Begegnung ein Angebot, sich auf neue Erfahrungen einzulassen, die Ihnen gefallen könnten, und kein Pflichtprogramm. Wer seine Sexualität bewusst erlebt, für den kann Blümchensex (auch »Vanillasex« genannt) tausendmal erfüllender sein als das Jagen nach vermeintlichen Sensationen und Höhepunkten. Damit sind wir auch schon beim nächsten Thema: beim Orgasmus.

9 Vom Orgas-muss und anderen »Unfällen« im Bett

Den Anspruch von Paaren, dass der Orgas-muss das »Grande finale« einer jeden sexuellen Begegnung sein muss, zu spiegeln und gegebenenfalls aufzulösen, ist in der alltäglichen Arbeit mit Paaren immer eine Herausforderung. Zu Beginn einer Therapie bekommen die Paare als Aufgabe, den reinen Geschlechtsakt, also die »übliche« Penetration und den Orgasmus für eine gewisse Zeit auszulassen, wenn sie sich intim und sexuell begegnen. Die Idee dahinter ist, zu erleben, was an Lustvollem und an Interaktionsmöglichkeiten übrig bleibt, wenn man das altbekannte »Kerngeschäft« weglässt. Viele Paare sind tatsächlich erst einmal recht ratlos und ohne Ideen. Wenn sie sich dann jedoch auf das Experiment einlassen, so entdecken sie schnell und sind überrascht, wie schön und erfüllend z. B. »nur küssen« oder »nur streicheln und massieren« sein können.

Wenn das Paar beginnt, sich wieder zu »daten« und im Vorhinein zu besprechen, was denn dieses Mal der Fokus der gemeinsamen intimen Zeit sein könnte, dann schwingt ein Hauch der Aufregung des ersten Verliebtseins mit. Einerseits beinhaltet diese Übung, sich bewusster zu werden, was eigentlich alles zu einer abwechslungsreichen, dynamischen Sexualität gehören kann, und zudem, wie man lernt, darüber zu sprechen. In den allermeisten Fällen entsteht so ein Raum für viel Nähe, Neugier und Spaß. Ein Beispiel:

Unsere Erfahrung

Alma: Eine junge Frau kommt zunächst allein zu einer Beratung, weil sie immer wieder ihren inneren deutlichen Widerstand bei Nähe und Intimität mit ihrem Lebensgefährten begegnet. Und das obwohl sie ihn über alles liebt, wie sie sagt. Nach einigen Sitzungen bringt sie ihren Freund mit, um gemeinsam einen Weg zu finden, die von ihr entdeckten Themen auch im Alltag zu bearbeiten. Gemeinsam und von mir moderiert formulieren sie, dass sie zunächst eine »Stopp«-Option einrichten, wenn in ihr der altbekannte Widerstand bei »zu viel Nähe« auftaucht. Alles geht dann achtsamer und langsamer weiter, mit viel Zeit, um immer wieder innezuhalten und zu fühlen. Dann vereinbaren sie, auch einmal einen Abend »nur zu küssen«. Um damit den Druck und das Wissen darum auszusetzen, dass es »weitergehen muss«.

In den folgenden Sitzungen berichtet die Frau, wie ihr innerer Widerstand geradezu »geschmolzen« sei, wie sie sich in der intimen Begegnung jetzt immer mehr öffnen könne. Sie habe sogar angefangen, ihrem Freund ihre geheimsten Fantasien zu erzählen und sie Stück für Stück in die Tat umzusetzen. Dabei sei viel Nähe und Vertrauen entstanden. Ebenso humorvolle Momente, die vorher eher »in Verbissenheit und Schweigen« geendet hätten. Die inneren Ängste, die für den zugrunde liegenden Widerstand verantwortlich waren, bearbeitete sie allein weiter, in der Einzeltherapie mit mir.

Unangenehme Erfahrungen durch neue (angenehme) »überschreiben«

Die Hausaufgabe, die klassische Penetration wegzulassen, lädt zudem dazu ein, individuelle Blockaden und »Entwicklungslücken« zu schließen. Das »Zurück-zum-Start-Gehen« und dann in kleinen Schritten neu aufeinander zuzugehen, gibt Ihnen beiden die Chance, sich von alten Verletzungen zu erzählen. Ebenso von unangenehmen Erfahrungen oder von denen, die Sie gar nicht erst entspannt machen konnten (»Nee, lass mal, das ist nicht so meins …«). Im Idealfall finden Sie gemeinsam den Mut, sich an sie heranzuwagen, um alte, als negativ gespeicherte Erfahrungen erneut zu machen – nur diesmal achtsamer und liebevoller – und sie so zu »überschreiben«. Oder Sie teilen Ihre Angst vor ausgelassenen Erfahrungen, zeigen sich verletzlich und unsicher und gehen Schritt für Schritt behutsam darauf zu. So beginnen Sie gemeinsam eine neue und aufregende Entdeckungsreise hin zu Ihrer eigenen Paar-Sexualität.

Wann hat mich mein Partner vermeintlich verletzt? Und warum?

Welches meiner Bedürfnisse wurde nicht beachtet?

Viele tun so, als ob ...

Zum Thema Leistungsanspruch gibt es noch weitere Beispiele. Wenn wir in diesem Buch damit beginnen würden, von Analsex, Oralsex und unterschiedlichen Stellungen zu schreiben, würden einige von Ihnen sicher augenrollend abwinken. Mit den Worten »Ach, das kenne ich doch alles schon ...« – und es vielleicht sogar als »langweilig« abtun. Ebenso gut wissen wir jedoch, dass in der Verschwiegenheit eines Therapieraumes viele still werden bei der Frage nach sexuellen Erfahrungen und betreten auf ihre Füße schauen, um dann zuzugeben: »Nee, das habe ich noch nie ausprobiert, aber man will ja mitreden können.« Deshalb sei an dieser Stelle gesagt:

Es gibt nichts, was man tun oder eben nicht tun sollte, wofür man sich schämen müsste oder womit man prahlen beziehungsweise womit man sich verstecken sollte.

Trauen Sie sich, etwas auszuprobieren

Sexualität ist viel zu schön, zu individuell und zu vielfältig, als dass sich nicht jeder seinen ganz eigenen passenden Cocktail aus dem Möglichen mixen könnte. Und zu dem, was Sie bisher ausgespart und nicht gewagt haben: Trauen Sie sich, mit viel Geduld und Achtsamkeit neue Schritte zu gehen. Dabei können Sie Dinge ausprobieren, die auf den ersten Blick eher nicht zu Ihren Favoriten gehören. Was wir Ihnen mit auf den Weg geben: Manchmal kann man sich dabei selbst überraschen und neu kennenlernen! In der Philosophie des Zen nennt man dies, den »Anfängergeist schulen«. Das bedeutet, jeglichen Sinneseindrücken so zu begegnen, als würde man sie das erste Mal erleben. Natürlich tun wir das eh, denn kein Moment gleicht dem anderen. Dennoch hilft der unschuldige, unvoreingenommene Blick dabei, zusätzliche Facetten kennenzulernen. Auch und gerade beim Thema Orgasmus.

Der Orgasmus ist kein Pflichtprogramm

Es ist wunderbar, wenn Sie oder Ihr Partner ihn genießen. Ein herrlicher Moment der gemeinsamen Intimität – egal ob nun »nur« einer von Ihnen zum Höhepunkt kommt oder beide. Denn da sind wir schon bei einem der vielen Zugzwänge, von denen sich Partnerschaften beherrschen lassen: Freuen Sie sich für Ihr Gegenüber, wenn es einen besonders ekstatischen Moment erlebt. Es muss nicht zwangsläufig bedeuten, dass Sie nun ebenfalls an der Reihe sind. Sehr oft entsteht innerhalb von Beziehungen eine Dynamik des:»Wir müssen immer beide zu unserem Recht kommen.« Natürlich gehört zu einer erfüllten Sexualität ein ungefähres Gleichgewicht im Geben und Empfangen – oder zumindest die klare Kommunikation darüber, wer welche und wie viele Bedürfnisse hat. Doch die Erwartungshaltung, dass Nähe und Intimität einen Orgasmus zur Folge haben müssen, schränkt Ihr Liebesleben deutlich ein. Mehr noch: Es führt genau zu jenen automatischen Abläufen, die wir bereits angesprochen haben und die jegliche Lust mit der Zeit killen.

Unsere Erfahrung

Michael: In meiner Sexualität ejakuliere ich selten, weil es mich persönlich eher müde und matt macht, und weil ich noch weitere Formen der Ekstase kenne, wenn ich mit meiner Partnerin intim bin. Anfangs war das für sie nicht ganz einfach – sie fragte etwa, ob ich denn auch wirklich »auf meine Kosten komme«. Gleichzeitig genieße ich ihre Höhepunkte so sehr, dass ich aufpassen muss, nicht zu sehr und zu schnell darauf hinzuarbeiten. Wir sprechen über derlei Dinge und genau das schafft das gegenseitige Vertrauen, um nicht in den Strudel von Zugzwängen und gegenseitiger Erwartung zu kommen. Wenn ein Liebesakt offen in seinem Ausgang bleibt, dann gibt es unzählig mehr Varianten, ihn zu erfahren.

Alma: Ich genieße grundsätzlich jede Form von Nähe und Zärtlichkeit – ob mit mir allein oder mit meinem Partner. Ich fühle inzwischen sehr genau, wann ich einen Orgasmus möchte und wann nicht. Manchmal ist das reine Empfinden der Nähe und Berührung so lustvoll und so erfüllend, dass ich darin schwelgen und es sogar mehrere Tage »mitnehmen« kann. Es wallt dann immer wieder lustvoll auf und begleitet mich mit einem sehr intensiven Gefühl meines Körpers. Manchmal habe ich einfach das klare Gefühl: »Jetzt will ich ihn, den Orgasmus! Die Energie will raus und sich ergießen!« Beides kann sehr erfüllend sein. Es ist immer wieder eine neue Begegnung mit mir und meiner Lust.

Der »Orgas-muss« kann zum Lustkiller werden

Selbst wenn Sie als Paar regelmäßig Sex haben, muss dies noch kein Zeichen einer erfüllten Sexualität sein. Vor allem dann nicht, wenn Sie bei der immer gleichen Programmfolge landen. Mit dem klaren Ziel, dass einer dem anderen einen Orgasmus »macht«. Wenn die gemeinsame Intimität stets mit demselben Ritual beginnt und dann zwangsläufig in Sex (in diesem Fall Penetration) und/oder dem Versuch eines Höhepunkts endet, ist der Lustkiller auf Dauer fast schon programmiert. Manchmal sogar die sexuelle Störung, also etwa das Wegbleiben eines Orgasmus. Zwei Beispiele: Die Frau weiß, immer wenn der Mann abends mit nacktem Oberkörper in das Schlafzimmer kommt, will er »das eine« von ihr. Sie weiß genau, wie dieses »eine« aussieht. Oder der Mann darf die Frau immer nur dann berühren, wenn sie ihm versteckt die Erlaubnis hierfür gibt. Nämlich dadurch, dass sie kurz im Bad verschwindet, um sich vorher noch einmal zu waschen. Solche vorgefertigten Abläufe verfestigen das gemeinsame Bild, dass Sexualität in der Beziehung »so und nicht anders« zu erfolgen hat. Der gleiche Fall tritt ein, wenn Sie als Paar – oder einer von Ihnen – die unbewusste, unausgesprochene Vereinbarung treffen, dass zu ordentlichem Sex eben auch ein »Orgas-muss« gehört.

Umso irritierter sind einige Männer und Frauen, wenn der Partner plötzlich äußert, dass er sich im Bett etwas anderes wünscht. Dann fallen Sätze wie: »Wieso? Wir machen es doch regelmäßig? Und du kommst doch immer auf deine Kosten?« Umgekehrt ist es natürlich auch nicht recht. Sehr viele Männer und Frauen, die therapeutische Hilfe suchen, klagen darüber, dass der Partner ihnen mit der Zeit zu wenig sexuelle Aufmerksamkeit schenkt. Nicht selten wird die Intimität dabei mit einem Höhepunkt gleichgesetzt. Egal, ob der Sex nun als zu wenig, zu kurz oder zu einseitig empfunden wird: Die Fixierung auf den Orgasmus steht der echten Lust im Weg, weil wir uns auf das Ziel konzentrieren und nicht auf den herrlichen Weg dorthin. Das gilt für Männer und Frauen gleichermaßen.

Genießen Sie einmal nur Ihre sexuelle Energie

Wenn Sie sich mit den Übungen zum Solo-Sex aus Kapitel 7 (S. 115) regelmäßig beschäftigen, dann entdecken Sie mit der Zeit, dass es fantastische Alternativen zum klassischen Orgasmus gibt. Noch einmal, da dies häufig falsch verstanden wird: Es ist absolut nichts gegen einen herkömmlichen Moment des Höhepunkts einzuwenden – er entfaltet manchmal seine ganz eigene Magie, die mit nichts vergleichbar ist. Doch wenn Sie sich regelmäßig darin üben, die sexuelle Energie allmählich aufzubauen, zu spüren und zu »verteilen«, ohne sie gleich wieder durch einen Orgasmus zu entladen, dann lernen Sie ein völlig neues Liebesrepertoire kennen. Probieren Sie es aus: mal klassisch mit Orgasmus und Ejakulation (dazu gleich noch mehr), mal eine Weile ohne. Genießen Sie im letzten Fall Ihre sexuelle Energie. Diese kann man während des Liebesspiels spüren, aber auch noch lange danach. Damit nutzen Sie Ihre Sexualität nicht zum Spannungsabbau, sondern Sie erfahren und »behalten« die Energie, die dabei entsteht. In Kapitel 11 (S. 166) stellen wir Ihnen eine weitere Möglichkeit vor, wie Sie diese energetisierende Variante zusammen mit Ihrem Partner genießen können.

Manche Männer und Frauen, die sich intensiv mit ihrer sexuellen Energie auseinandersetzen, lernen hierdurch äußerst intensive Empfindungen kennen. Etwa ekstatische Gefühle, die einer Art Ganzkörper-Orgasmus gleichen. Doch auch dann braucht es die Prinzipien der Achtsamkeit. Sonst lösen Sie die Jagd nach dem klassischen Orgasmus durch die nächste Jagd ab und wollen fortan nur noch in dieser

Ekstase schweben. Auf Ihre Sexualität übertragen bedeutet das Prinzip des Nicht-Bewertens: Trauern Sie nicht Ereignissen hinterher, die scheinbar besser oder orgastischer waren als das, was Sie im Moment spüren. Sonst lenken Sie Ihre Energie in die Zukunft (»das will ich wieder haben«), weg vom aktuellen Erleben. Sie sind erst dann frei für neue Sinneseindrücke, wenn Sie aufhören, in Kategorien von »Orgasmus« und »kein Orgasmus« zu denken.

Unsere Erfahrung

Michael: Als ich mit fast schon 40 Jahren begann, mir meiner sexuellen Energie bewusst zu werden und sie auszubauen, erlebte ich verschiedene ekstatische Zustände, für die ich keine Worte finde. Später versuchte ich genau diese Zustände zu reproduzieren. Das konnte nur schiefgehen. Seit ich mich mehr und mehr von der Vorstellung löse, was man alles erreichen kann und wie dies auszusehen hat, kommt der Zauber langsam wieder zurück. Wenn ich meine Sexualität bewusst lebe, dann gleicht kein Moment dem anderen. Vor allem aber kann ich seither die Sinneseindrücke besonders intensiv wahrnehmen, die mir früher nur wenig spektakulär vorgekommen wären. Das bereichert mein sexuelles Erleben enorm.

Männersache: Orgasmus vs. Ejakulation

Für Männer hat der Orgasmus noch eine weitere Ebene. Schließlich wird er bei ihnen mit der Ejakulation gleichgesetzt. Wenn wir Männern davon berichten, dass Mann auch einen Orgasmus ohne Ejakulation haben kann, blicken wir regelmäßig in sehr erstaunte Gesichter. Mehr noch: Ein Orgasmus ist nicht einmal von einer Erektion abhängig, was auf so manche sexuelle Störung ein interessantes Licht wirft. Der Vorteil eines Orgasmus ohne Entladung: Er ist kein punktuelles Ereignis, das danach für manche in Rückzug, Lustlosigkeit oder Müdigkeit endet. Vielmehr kann er zu einer Art Lustwelle werden, die das gesamte Liebesspiel hindurch spürbar ist – und es deutlich verlängert. »Stundenlang Sex haben« ist damit tatsächlich möglich, wenn auch in der bewusst energetischen Form, nicht im Sinne von stumpfem »Porno-Gevögele«.

»Das will ich auch«, werden nun viele Männer sagen. Und ihre Partnerinnen wünschen es sich ebenfalls, wenn doch nicht enden wollende Liebesnächte winken. Es ist allerdings gar nicht so einfach, die erlernte Fixierung auf den Ejakulationsorgasmus aufzugeben – es dauert. Das Ganze ist weniger eine Frage der Technik, sondern mehr der inneren Einstellung. Es gibt zahlreiche Bücher und Videos bei YouTube & Co, die Männern weismachen wollen, erfüllende Orgasmen, unendliches Stehvermögen und sagenhafte Liebhaberqualitäten seien durch harte körperliche Optimierung zu erreichen. Genauer gesagt geht es um das sogenannte PC-Muskel-Training, das in den Anleitungen vermittelt wird. Dieser Muskel – der Schambein-Steißbein-Muskel – umgibt die männlichen (und weiblichen) Geschlechtsorgane im Bereich des Beckenbodens. Männer spüren ihn etwa dann, wenn sie beim Urinieren das Wasserlassen unterbrechen. Oder wenn sie versuchen, den letzten Urintropfen herauszupressen.

Das Training des Muskels soll vor allem dazu dienen, ihn kurz vor der Ejakulation kräftig anzuspannen, um so den Samenerguss zu verhindern. Andere Ratgeber empfehlen zum gleichen Zweck das Drücken bestimmter Punkte am Damm oder das Abklemmen der Harnröhre beziehungsweise des Samenleiters – ebenfalls direkt vor dem Höhepunkt. Das klingt nicht nur anstrengend und wenig romantisch, für die meisten Männer ist es auch genau das. Sie kommen damit in den Modus von Verhindern und Festhalten, nicht in ein Fließenlassen der sexuellen Energie (statt der Ejakulation). Doch eben dieses Fließenlassen von Energie in den Körper fördert die bewusste und ekstatische Sexualität , Anspannung hingegen ist eher kontraproduktiv. Bitte verstehen Sie uns nicht falsch: Wir können das Training des PC-Muskels allen Männern und auch Frauen empfehlen. Nicht nur aus medizinischen Aspekten – zur Stärkung des Beckenbodens –, sondern zur Vertiefung des Lustempfindens. Genauso wie eine gestärkte Bauchmuskulatur das ekstatische Empfinden deutlich erhöhen kann. Solche Trainings sind aber lediglich ein Hilfsmittel.

Spielerisch und neugierig zu neuen Erfahrungen

Doch was hilft nun stattdessen? Für viele Männer ist es durchaus spannend, beim Solo-Sex und beim Sex auf die Ejakulation zu verzichten und dafür mit ihrer Energie im Auf und Ab zu spielen. Zumindest eine Weile oder immer wieder einmal. Machen Sie dies jedoch nicht zum Dogma oder gar zu einem Ejakulationsverbot. Wenn Sie spielerisch und mit Neugierde vorgehen, dann können sich hieraus bislang unbekannte Formen der Lust sowie ein tieferes Empfinden entwickeln. Falls Sie die Alternative zur Ejakulation ausprobieren wollen, brauchen Sie jedoch Zeit und Muße. Einige Männer spüren zunächst eine ungewohnte Unruhe, wenn nach einer Ejakulation über längere Zeit keine weitere folgt. Der Reflex zum Samenerguss kann sehr stark sein – und das Mehr an Energie, das sich nach einer Weile ohne Ejakulation einstellt, zunächst sogar als unangenehm empfunden werden. Testen Sie: Welcher Rhythmus beziehungsweise welcher Abstand zwischen Entladung und Energie-Behalten fühlt sich gut für Sie an? Es gibt hier keine Blaupause, wie manche Ratgeber vorgeben.

Unsere Erfahrung

Michael: Für mich waren es ganz ähnliche Übungen wie die zum Spüren und Verteilen der sexuellen Energie (S. 127), die mich mit der Zeit zum Orgasmus ohne Ejakulation geführt haben – ich mache sie noch heute regelmäßig. Dabei entdeckte ich verschiedene Formen des Orgasmus, die sich deutlich vom klassischen Ejakulationshöhepunkt unterscheiden. Keine gleicht der anderen. Ich erlebe sie meist deutlich intensiver und länger als die Klassiker. Das geht bis hin zu Erfahrungen eher spiritueller Natur. Sie verbinden mich mit mir selbst, aber auch mit meiner Partnerin.

Hierbei gilt genauso, sich vom Bild zu verabschieden, wie sich ein Orgasmus anfühlen sollte. Ein »Talorgasmus« oder »Wellenorgasmus« ohne Ejakulation – im Vergleich zum bekannten »Gipfelorgasmus« – äußert sich unterschiedlich. Mal ähnelt er einem sehr energetischen Kribbeln, dann wieder einem sanften Strömen von Energie, einer tief tragenden Empfindung und Erdung, oder man erlebt ungewohnte ekstatische Zustände und Zuckungen im Körper. Sex und Ekstase können noch unzählige weitere Formen annehmen – sowohl bei Männern als auch bei Frauen. Meist erleben wir sie in Form von Lust. Manchmal aber auch in Form von Ineinanderfließen, Weite, Trauer, Wut, Leere oder anderen Empfindungen sowie Emotionen. Das ist beim ersten Mal irritierend, befreit jedoch ungemein. Weg vom Orgasmus-Jäger und -Sammler hin zum empfindsamen, fühligen und auch verletzlichen Wesen.

10 Wenn die Beziehung reift: die sexuelle Entwicklung

Ein Mythos hält sich besonders hartnäckig: dass Sex mit zunehmendem Alter – oder in gewachsenen Beziehungen – in jedem Fall konformer oder weniger aufregend wird. Wir kennen einige Paare, für die gilt: je oller, desto doller. Oder die nach vielen Jahren und einigen Krisen immer noch in tiefer Verbundenheit miteinander leben. Natürlich bringt die zweite Lebensphase besondere Herausforderungen mit sich, die auch Einfluss auf die gemeinsame Intimität haben. Doch zugleich winken neue Chancen. Vor allem deswegen, weil Sie niemandem mehr etwas beweisen müssen – weder sich selbst noch der Gesellschaft, mit ihren allgemein üblichen Vorstellungen von Moral und Leistung. Auch dass Sie Ihren Partner kennen und einschätzen können ist eine wertvolle Ressource. Von daher gehören zur Beziehungsarbeit die Offenheit für neue Dinge, aber auch gleichzeitig das Zurückgreifen auf bewährte Modelle. Sprich: das Sich-fallen-Lassen in die Vertrautheit.

Sexualität – ein lebenslanger Entwicklungsprozess

Das innere Wachstum, das die meisten Menschen mit zunehmenden Lebensjahren beobachten, bringt mehr Reife. Man wird gelassener, oft selbstbewusster, vor allem aber von Natur aus achtsamer. In der Intimität weicht der junge, ungestüme Sex nach und nach der Frage, was das sinnliche Leben wirklich ausmacht, was man diesbezüglich noch erreichen will – mehr hierzu in Kapitel 13 (S. 207). Gelassenheit, also die Fähigkeit, Dinge nicht mehr allzu ernst und anstrengend wichtig zu nehmen – ist die beste Voraussetzung für eine Sexualität in Bewusstheit. Meist wächst das Interesse an einer achtsamen Sexualität erst Ende der 30er oder in den 40er Jahren, bei vielen noch deutlich danach. Es hat seine Gründe, dass dieser Prozess erst dann beginnt, wenn sich die Zeit von Sturm-und-Drang dem Ende nähert.

Manchmal bringt hier auch eine Art Midlife-Crisis einiges in Bewegung. Die Suche nach einer Idee, »wie es weitergeht«, wenn alle gängigen Ziele wie Beruf, Kinder, Haus und Hof abgehakt sind. Dann gibt es ein Drängen, noch die letzten Geheimnisse der eigenen Sexualität zu ergründen, ebenso wie die unbeantworteten Fragen. Mitunter öffnen sich neue Türen und Möglichkeiten. Hier – in den späten »Sturm und Drang«-Nachwehen – ist es besonders hilfreich, nicht ungeduldig und überstürzt zu handeln. Selbst wenn die Libido gern noch mal beweisen möchte, was so alles möglich ist. Seien Sie achtsam, offen und ehrlich zu sich und Ihrem Partner. Schauen Sie genau und bewusst hin, welche alten Themen mit der ungelebten Lust und Körperlichkeit aufgewirbelt und freigelegt werden. Denn an diesem Punkt scheitern viele Partnerschaften, indem vorschnell Entscheidungen getroffen und Schlüsse gezogen werden, weil es zu wenig Offenheit, Mut und Kommunikation gibt. Oft nur, weil die Paare nicht sehen und verstehen, wie tiefgreifend emotionale Prozesse sowie Altlasten wirken können – und dass sie im intimen und sexuellen Kontext immer eine Rolle spielen.

Es braucht also eine gewisse sexuelle Reife und viel Selbstreflektion, um sich dem Prozess des tiefen Spürens zu widmen. Die Sexualtherapie geht davon aus, dass Sexualität ein lebenslanger Entwicklungsprozess ist, bei dem fortlaufend neue Aspekte hinzukommen. Es muss sich bei neuen Sehnsüchten und Vorlieben, die Sie allein oder gemeinsam entdecken, also nicht zwangsläufig um ein »Nachholen« handeln. Es kann genauso gut sein, dass Sie zusätzliche Anteile Ihrer eigenen Persönlichkeit entdecken. Demzufolge ist Ihre Reise der sexuellen Entfaltung niemals zu Ende. Ist das nicht eine fabelhafte Nachricht? Sie müssen keiner vergangenen Jugend hinterherhecheln, die Leichtigkeit ist stets in Ihnen. Vielleicht müssen Sie dazu etwas graben und etwas genauer hinschauen, aber sie ist da. Mit dem Vorteil, dass Sie mittlerweile besser beurteilen können, was Ihnen gut tut und was nicht.

Liebe und Erotik sind nicht gleich Sex

Ein weiterer Mythos: Wenn der Sex nachlässt, dann verblasst automatisch auch die Liebe. Das eine muss mit dem anderen nichts zu tun haben. Wenn sich Ihr Partner also andere Formen der Intimität wünscht, dann bedeutet das nicht, dass er Sie weniger liebt. Natürlich sollten Sie als Paar schauen, ob Sie sich bei Ihren intimen Wünschen aufeinander zubewegen oder ob Sie zumindest in Offenheit und Kommunikation miteinander weitergehen können. Wir sind meist nur dann zufrieden mit unserem Sexleben, wenn die Lücke zwischen sexuellen Sehnsüchten und dem tatsächlichen Erleben nicht zu groß ist. Das birgt Konfliktpotenzial für die Fälle, in denen sich die Partner mit ihren intimen Wünschen eher auseinanderbewegen statt aufeinander zu. Andererseits fehlt einer Beziehung, die hier auf maximale Gemeinsamkeit und Ausgeglichenheit setzt, also auf ein »wir verfolgen stets und ständig das gleiche Ziel«, die notwendige Spannung.

»Was sich liebt, das neckt sich« – dieser Spruch
hat durchaus seine Daseinsberechtigung.

Ein erfülltes und dynamisches Liebesleben bewegt sich also irgendwo zwischen diesen beiden Polen aus Divergenz und Symbiose. Wenn Ihre Beziehung bereits viele Jahre und zahlreiche Auseinandersetzungen überlebt hat, dann verfügen Sie grundsätzlich über das Vertrauen und das Wissen, um sich gemeinsam einzupendeln. Harmonie liebenden Menschen sei gesagt, dass dieser Prozess nicht reibungsfrei verlaufen kann. Es wird immer wieder Herausforderungen und auch Stagnation geben. Üben Sie also schon einmal Ihre Kompetenz zur Konfliktbewältigung. Eine Methode hierzu – die Gewaltfreie Kommunikation – haben wir Ihnen in Kapitel 2 (S. 39) vorgestellt.

Hüten Sie sich davor, den Beginn Ihrer Beziehung und Ihren damaligen Sex als grundsätzlich »besser« zu verklären. Selbst wenn der Weg zwischendurch holprig war: Sie haben seither viel Erfahrung in Liebesdingen hinzugewonnen – beide für sich und als Paar. Sie können noch unzählige weitere Erfahrungen sammeln, die zu Beginn so nicht möglich waren. Gleichzeitig hilft Ihnen die Erinnerung an schöne sexuelle Erlebnisse in Ihrer Beziehung dabei zu verinnerlichen, dass die Basis grundsätzlich da ist, trotz aller aktuellen Herausforderungen. Diese erotische Basis lässt sich jederzeit wieder reaktivieren. All das unterstützt Sie bei folgendem Gedanken: Ihre Sexualität kann immer noch genauso lebendig, nah und außergewöhnlich sein wie zu Beginn. Nur eben anders.

Neue Liebeskompetenz durch bewusstes Erleben

Genau diese Erkenntnis haben beispielsweise Paare, die in die Welt der Tantramassage eintauchen. Durch den völlig neuen Erlebnishorizont, der viel Mut, aber auch ein Sich-Zeigen erfordert, wird ihre intime Kreativität neu belebt. Der Raum, den tantrische Seminare öffnen, versetzt sie zurück in die Zeiten der ersten sinnlichen Gehversuche. Gleichzeitig sind diese Paare in der Lage, das neu Erlebte deutlich tiefer zu erfahren und anzunehmen, als es in ihrer Jugend der Fall war. Die sexuelle Lernkurve wird mit den Jahren nachhaltiger. Das gilt auch für Sie als Leserin oder Leser: Was Sie im Rahmen der achtsamen Sexualität erlernen, das trägt Sie und Ihre Beziehung länger, als konventionelle Episoden es tun. In dem Sinne, dass das bewusste Erleben Spuren hinterlässt, Ihrer Intimität und Ihrer Zweisamkeit Sinn und eine tiefergehende Bedeutung verleiht, den Blick auf die Sexualität verändert und Sie mit der Zeit insgesamt sexuell zufriedener machen kann. All das, was Sie im Hier und Jetzt aktiv erleben, lässt sich in späteren Situationen erneut abrufen. Als hinzugewonnene Lösungs- und Liebeskompetenz.

Wenn Sie beim Lesen dieses Buches den Entschluss fassen, genau diese Kompetenz auszubauen, dann ist der wesentlichste Schritt getan. Unsere Übungen helfen Ihnen dabei, genauso wie unsere Hinweise in Kapitel 14 (S. 219) am Ende. Genau deswegen ist in Bewusstheit gelebte Sexualität so wirkungsvoll: Sie verändert Sie selbst, und sie verändert die Art, wie Sie Ihre Beziehung leben.

Die nackte Wahrheit – alte Bett-Muster auflösen

Bewussterer Sex erlaubt sinnliche und ekstatische Momente, die weit über das hinausgehen, was die meisten Frauen und Männer kennen. Doch dafür ist es notwendig, das Liebesspiel neu zu entdecken und seine Veränderung zu erlauben. Ebenso wie die einiger grundlegender Muster in der Beziehung. Jetzt ist es soweit: Sie dürfen beginnen, die einzelnen Erfahrungen und Ideen, durch die wir Sie geführt haben, zusammenfließen zu lassen, um daraus Ihren ganz individuellen sowie einzigartigen Cocktail zu mischen.

Fassen wir kurz zusammen, was Sie bis hierher erfahren konnten:

- Was läuft bei Ihnen im Bett? Und was gefällt Ihnen nicht? Was möchten Sie – Sie allein und Sie gemeinsam – verändern?
- Was ist Achtsamkeit und was braucht achtsamer Sex? Wie kann man Achtsamkeit lernen? Was kann Ihnen dabei helfen, achtsamer zu werden?
- Welches Wissen braucht man zu Selbstverständnis, Selbstwertschätzung und Selbstliebe (erlebte Schwächen und Stärken) als Grundlage für eine sexuelle Begegnung auf Augenhöhe?
- Wie erkennt man die Fallstricke auf dem Weg zu einer gelungenen (Paar-)Kommunikation? Wie können Sie sich selbst in Ihrem Kommunikationsverhalten liebevoll reflektieren?
- Kennen Sie Ihre Lust, Ihre lustvollen Körperregionen und sexuellen Wünsche? Können Sie sie kommunizieren?
- Welche (leistungsorientierten) Erwartungshaltungen liegen Ihrer Sexualität zugrunde? Was davon möchten Sie auflösen?
- Wo ist Ihre gemeinsame Schnittmenge, von der aus Ihr altes Bett-Muster neu gestaltet werden kann?

Beginnen Sie zunächst damit, sich mit Ihrem Partner oder Ihrer Partnerin auszutauschen, über Ihre individuellen Erfahrungen mit den Aspekten und Übungen der vorangegangenen Kapitel. Worin finden Sie sich wieder? Was haben Sie über sich gelernt, welche Themen für sich entdeckt? Damit ergibt sich ein Bild, mit welchen Aspekten Sie zunächst starten möchten.

Was möchte ich für mich
und für uns gemeinsam verändern?

Was ist Achtsamkeit für mich?

Was ist für uns Augenhöhe?

In welchem Bereich liegt Ihr größtes Interesse? Es kann z. B. sein, dass Sie beim Lesen des Buches auf Folgendes gestoßen sind: In Bezug auf Ihren Körper und seine Lust nehmen Sie eine so tiefgreifende Verunsicherung wahr, dass Sie sich Unterstützung durch eine therapeutische Begleitung wünschen. Oder Sie haben herausgefunden, dass es zwischen Ihnen eigentlich gar nicht so schlecht läuft, wie Sie zunächst dachten. Weil Sie sich eher an äußeren Ansprüchen orientiert haben, wie Sex »zu sein hat« – anstatt zu schauen, ob Ihnen selbst gefällt, was Sie tun. Seien Sie ehrlich mit sich und Ihrem Partner. Geben Sie sich den Raum, um einzeln und gemeinsam zu schauen: Wo möchten Sie jeweils ansetzen? Was brauchen Sie als Erstes? Dann können Sie sich dem Thema Ihrer gemeinsamen Sexualität mit größtmöglicher Entspannung widmen.

Noch einmal als Erinnerung der Hinweis: Dieses Buch ist ein »Serviervorschlag« und keine absolute Anleitung zum Glücklichsein. Übernehmen Sie für all Ihre Entscheidungen selbst die Verantwortung. Achten Sie dabei auf Ihre Vorlieben, Wünsche, Ängste und Begrenzungen. Nur so kann vertrauensvoll ein neuer Weg entstehen, Ihre intime Begegnung zu leben, der für Sie beide passt. Erlauben Sie es sich, auch einmal einen Schritt zurück zu gehen und vielleicht noch mal genauer hinzuspüren. Etwa dann, wenn Sie den Eindruck haben, zu voreilig, zu schnell oder zu herausfordernd entschieden zu haben. Auch dies ist nichts, wofür Sie sich verurteilen sollten, sondern ein Zeichen Ihres achtsamen und bewussten Umgangs mit sich und miteinander.

Sich berührend einander annähern

Sie stellen fest, dass Ihre Beziehungs- und Kommunikationsstrukturen einen differenzierten Blick benötigen, bevor tatsächlich die »nackte Wahrheit« zum Thema wird? Dann suchen Sie sich Hilfe im Rahmen einer Paarberatung oder -therapie. An der gemeinsamen Sexualität zu feilen, wenn in der Partnerschaft Grundlegendes im Argen liegt, schafft nur zusätzlichen Frust, Konfliktpotenzial und neue Überforderung. Falls Sie sich also einig sind, dass Ihr »Bett-Muster« eine Generalüberholung nötig hat, dann gehen Sie unverkrampft und spielerisch an die Sache heran. Beginnen Sie grundsätzlich mit diesen drei Aspekten:

Zeit: Nehmen Sie sich genügend Freiraum für Ihre intimen Momente. Zwei Stunden sind ein guter Zeitraum für den Anfang, um sich einzulassen, zu entspannen und ausgiebig zu spüren und um gegebenenfalls auch einmal innehalten zu können.

Raum(-gestaltung): Richten Sie gemeinsam den Raum Ihres Zusammenseins her. Eine liebevolle Atmosphäre, Licht, Kerzen, Musik, Duft und gemütliche, entspannende Wärme wirken Wunder, um sich einander hingeben zu können, und all dem, was da sein, erlebt, gefühlt und geteilt werden möchte. Vielleicht steht Ihnen auch ein Bad zur Verfügung, das Sie ohne Störungen (etwa durch Kinder …) nutzen können. Eine gemeinsame Dusche oder ein Bad, um den Partner liebevoll zu waschen, kann sehr sinnlich und nährend sein.

Ruhe: Sorgen Sie für einen ungestörten Raum und eine ungestörte Zeit. Kein Handy, kein Postbote oder Pizzalieferant sollte die achtsame Begegnung unterbrechen. Sorgen Sie im Vorhinein für alle Randbedürfnisse: etwas zu trinken und zu essen sollte in erreichbarer Nähe ohne Aufwand zur Verfügung stehen. Lassen Sie sich in den kommenden zwei Stunden von nichts ablenken und von nichts aus Ihrem gemeinsamen Erleben herausholen.

Bereits diese gemeinsame Vorbereitung bringt manche an ihre Grenzen. Nehmen Sie es leicht und unverbissen!

Unsere Erfahrung

Alma: Liebe Männer, lasst euch bitte nicht durch alte, verstaubte innere Echos wie »Weichei«, »Weiberkram« etc., die ihr aus eurer Erziehung kennt, davon abhalten, liebevoll und fürsorglich gemeinsam den sinnlichen Raum zu öffnen – für euch und eure Partnerin. Die Zartheit und Verletzlichkeit von euch Männern ist für uns Frauen zu jeder Zeit sichtbar und von Herzen willkommen. Nichts ist berührender, als wenn ihr uns zeigt, wie offen und liebevoll euer Herz schlägt, wie groß euer Interesse an einem gemeinsamen liebe- und lustvollen Raum ist.

Zur kurzen Erläuterung dieses emotionalen Aufrufs: In vielen Therapiesitzungen durfte ich Männer dabei begleiten, diesen Herzraum in sich zu entdecken und zu öffnen, und die darin ihre unendliche Weichheit, Kraft und Liebe gefunden haben. Damit sie endlich die Männer sein konnten, die sie abseits der gesellschaftlichen Männer-Ideale meist schon immer sein wollten. Das Gleiche gilt natürlich auch für euch, liebe Frauen, die ihr den Mut gefunden habt und finden dürft, euch offen, weich, kraftvoll weiblich, sinnlich und hingebungsvoll zu zeigen. Nur so wird ein Paar eine lebendige Partnerschaft leben können: Wenn beide Partner ihre Achtsamkeit für sich und den anderen entdecken und sich in Liebe begegnen.

Gehen Sie es ganz langsam an

Wenn Sie nun den Zeitpunkt und den Raum liebevoll gewählt und eingerichtet haben, dann beginnen Sie – langsam, offen und ehrlich. Nehmen Sie z. B. die Hand Ihres Partners und berühren mit ihr Ihren eigenen Körper an den Stellen, die Sie selbst an sich entdeckt haben und an denen Sie gern berührt werden möchten. Zeigen Sie Ihrem Partner oder Ihrer Partnerin, in welchem Tempo Sie sich die Berührung wünschen, ob nur mit einem Finger, mit der Handfläche oder gar mit beiden Händen. Danach überlassen Sie ihm/ihr nach einer Weile die Regie. Seien Sie mutig, leiten Sie Ihren Partner an, führen Sie den anderen an sich und Ihre Lust heran. Sie können schauen und Ihren Partner schauen lassen, Ihren Partner liebevoll betrachten und sich liebevoll betrachten lassen.

Halten Sie sinnlich spürend inne und wagen Sie immer wieder kleine Dinge, die das Gegenteil von dem sind, was Ihre Gewohnheit ist. Falls Sie sich z. B. in der Regel im Dunkln lieben, dann lassen Sie dieses Mal das Licht an – oder umgekehrt. Normalerweise zieht sich jeder immer selbst die Kleidung aus? Dann tun Sie es diesmal für Ihren Partner und umgekehrt. Sie greifen immer schnell an die Brust Ihrer Partnerin? Tun Sie es nicht sofort, sondern warten Sie und erkunden Sie zunächst ausgiebig den übrigen Körper. Alles, was Sie verleitet, in die gewohnten Gewässer zu schippern, dürfen Sie auslassen und dabei schauen, ob Ihnen zusätzliche Ideen kommen – durch die neuen Erkenntnisse und Ihre eigenen neuen Erfahrungen mit sich selbst.

Die Wachheit und Bewusstheit im Moment der intimen Begegnung wächst, je mehr wir uns öffnen, je weniger innere Unordnung uns ablenkt und je häufiger wir es wagen, uns selbst zu begegnen und zu spüren.

Sie werden, bei anfänglicher Unsicherheit und sicher auch mancher Skepsis, die Erfahrung machen, dass Sex immer anders und neu ist, wenn Sie sich erlauben, sich Ihrer Jetzt-und-hier-Befindlichkeit bewusst zu sein. Folgen Sie Ihrer inneren Dynamik sowie dem Fluss zwischen sich und Ihrem Partner.

11 Tipps für mehr Energie beim Sex

Die bisherigen Übungen – etwa aus Kapitel 5 – haben Ihnen vielleicht schon gezeigt, dass nach und nach eine Änderung sowie eine Öffnung möglich sind. Hin zu mehr Raum für Fluss und bewegte Energie in Ihrer Beziehung, aber auch in Ihrer Sexualität. In diesem Kapitel vertiefen wir diese Praxis. Nicht alle der nachfolgenden Möglichkeiten werden für Ihre Situation passen, andere kennen Sie vielleicht bereits. Manche Vorschläge finden Sie möglicherweise recht offensiv oder gar »unpassend« – sie manifestieren sich in dem wunderbaren Wort »unanständig«. Nicht in dem Sinne einer Unanständigkeit, die ohne Rücksicht auf andere vorgeht, sondern als Ausdruck dessen, dass Sie sich als Paar etwas erlauben dürfen, dass Sie die Handbremsen lösen, die oft das verhindern, was man Lebendigkeit und Leben nennt. Wir haben es bereits erwähnt: Das bedeutet nicht, allen möglichen sexuellen Spielarten und Trends hinterherzulaufen. Es ist Ihre Intimität und es muss zu Ihnen passen. Nichtsdestotrotz kann ein kleiner Anstupser im Denken nicht schaden. Er hält unseren sinnlichen Geist wach.

Erotische Potenziale erforschen

In uns allen schlummern unerforschte erotische Potenziale, die uns überraschen. Dabei ist es egal, wie »brav« oder »nicht brav« wir unser Leben bislang geführt haben. Dieses Unbekannte gemeinsam zu entdecken macht den Reiz aus, der Ihr Liebesleben wachrüttelt, sofern es eingeschlafen ist. So wie damals, als Sie sich kennengelernt haben. Keine Sorge, wir begleiten Sie bei Ihrer Forschungsreise. Die nachfolgenden Tipps nennen wir auch deswegen, weil wir in unserem Alltag und in unseren Seminaren immer wieder danach gefragt werden. Nicht zuletzt wollen wir Ihnen eine breite Palette an Optionen offerieren, denn jedes Beziehungsmodell ist anders.

Suchen Sie sich also die geeigneten Übungen heraus, aber seien Sie auch mutig. Wir sind schnell dabei, uns ein Urteil zu bilden, was uns gefallen könnte und was nicht. Oder wir denken schon vorher darüber nach, was uns die Übung final bringen soll – dann sind wir im Kopf, nicht im Erleben selbst. Besonders blockierend ist die Schere im Kopf dann, wenn wir meinen, gleichsam mit für unseren Partner oder unsere Partnerin zu sprechen: »Das mag sie/er ganz bestimmt nicht, dann spreche ich es gar nicht erst an.« Zum einen nehmen wir uns damit die persönliche Chance zur Entwicklung, wir nehmen diese Chance aber auch unserem Partner. Zum anderen wirken oft unsere eigenen Ängste und Widerstände, wenn wir für unser Gegenüber sprechen – getarnt als vermeintlicher Wunsch, den anderen nicht zu überfordern oder zu verletzen. Dann gehen wir von Unmöglichkeiten aus, statt lebendige Entwicklung für möglich zu halten. Wer einem festgefahrenen Alltag entkommen will, für den gilt: Es ist in vielen Fällen die Unberechenbarkeit, die uns motiviert und Freude bereitet.

Wenn die Umsetzung einmal nicht klappt, dann lachen Sie gemeinsam darüber. Leichtigkeit ist der Schlüssel zum Herzen und auch zur Lust. Seien Sie stolz darauf, dass Sie es gemeinsam ausprobiert und sich getraut (und vertraut) haben. Danach starten Sie einen neuen Versuch oder gehen zum nächsten Tipp über.

Den Energiefluss erhöhen

Sex wird immer dann ekstatisch, wenn Bewusstheit auf ein hohes Energiepotenzial trifft. Nicht umsonst schweben viele Menschen, die allein oder gemeinsam ein Seminar zur achtsamen Sexualität oder zu Tantra besucht haben, hinterher »auf Wolke sieben«. Oder sie machen während und nach diesen Tagen Erfahrungen, die ihr bisheriges Liebeswissen auf den Kopf stellen. Denn die Seminare verknüpfen Übungen für mehr Achtsamkeit gezielt mit intensiver Körperarbeit, die Ihren Organismus neu »auflädt«. Für viele Paare resultiert diese Erfahrung in äußerst intensivem Sex – die Liebesbeziehung blüht quasi wieder neu auf, weil mehr Energie, also Liebe, fließen kann. Idealerweise übernehmen beide Beteiligten die erlernten Übungen in den Alltag, sodass der Energiefluss nachhaltig wirkt.

Aktiv neue Kraft im Körper wecken

Auch abseits von Seminaren zur Körperarbeit können Sie gemeinsam daran arbeiten, neue Kraft und Potenz in Ihrem Körper zu wecken. Achten Sie dabei auf Varianten, in denen Sie tatsächlich ins Handeln und ins Spüren kommen. Ein deftiger Porno etwa kann das Energielevel zwar sehr schnell und kurzfristig nach oben treiben, doch er erzeugt eine passive und eher flache Energiewelle, die nach erfolgtem Akt ebenso schnell wieder verpufft, wie sie aufgebaut wurde.

Probieren Sie lieber folgende Alternativen:

- Erhöhen Sie die Spannung, indem Sie Ihrem Partner oder Ihrer Partnerin eine sexuelle Fantasie erzählen, die Sie gemeinsam ausleben wollen. Testen Sie vorab, wie viel Ehrlichkeit und Offenheit Ihre Beziehung bereits verträgt. Schmücken Sie Ihre Erzählung dabei detailliert aus, sodass Ihr Gegenüber ins Zuhören kommt. Arbeiten Sie dabei mit achtsamen und erotischen Begriffen. Das »F*****«-Wort ist dann an anderer Stelle wieder erlaubt (wenn es Ihnen beiden liegt, können Sie im Liebesspiel durchaus griffige sowie derbe Worte benutzen).

- Eine schöne Variante: Sie schreiben die Fantasie als kleine Geschichte auf, machen sie dem Partner zum Geschenk und lesen sie dann abends vor. Keine Sorge, Sie müssen hierfür weder Ernest Hemingway noch Virginia Woolf sein.

- Ihre Liebste zeichnet lieber? Dann schenken Sie Ihr einen Aktzeichenkurs. Anschließend dürfen Sie selbst Modell stehen. Sie drücken sich gern im Tanz aus? Tango oder Salsa lernen sorgt nicht nur für mehr Körpergefühl, es bringt gleichzeitig Ihr Energiepotenzial in Bewegung – und in Wallung.

- Geben Sie sich gegenseitig eine tantrische Massage. In die Tiefe gehend ist dies ein abendfüllendes Event – bleiben Sie bis zum Schluss dabei. Danach können Sie immer noch schauen, wohin Sie der gemeinsame Abschluss führt. Es gibt – wie bereits erwähnt – (Paar-)

Kurse zum Erlernen der Massage. Oder Sie nutzen hierfür die sehr gut angeleitete DVD »Der Tantramassagefilm« von Michaela Riedl. Andere Filme zum selben Thema sind aus unserer Erfahrung meist deutlich weniger achtsam.

- Atmen Sie intensiv und tief, wenn Sie sich lieben. Das bringt die Energie sehr direkt in Fluss. Ähnlich ist es mit den Tönen. Stöhnen, Knurren, Schnurren und Seufzen sind sehr atemintensive Arten, unsere Lust hörbar werden zu lassen. Zudem geben sie unserem Partner die Möglichkeit, noch unmittelbarer und intensiver an unserer Lust teilzunehmen. Erlauben Sie sich diesen offenen Ausdruck des Atems, der die Energie befreit, und nehmen Sie Ihren Partner noch ein Stück mit. Als Frau genauso wie als Mann.

- Zu Beginn kann man die Tonspur spielerisch üben, dann tatsächlich wie im Erotikfilm – wenn auch nicht in der überzeichneten »Billig-Variante«. Irgendwann kommen die authentischen Töne von selbst, aus der Tiefe Ihres Körpers. Gerade Männer scheuen sich, ihrer Lust in dieser Form Ausdruck zu verleihen. Frauen hingegen sind zunächst oft irritiert, in der Regel jedoch hocherfreut, wenn sie ihren Partner beim Sex plötzlich hören. Mit der Zeit wollen sie das Brummen und Tönen – und damit das Feedback, dass Lust da ist – meist nicht mehr missen.

Aus dem tantrischen Umfeld gibt es noch weit intensivere Übungen, um die sexuelle Energie zu entfachen und in Bewegung zu bringen. Wir Autoren nutzen hierfür etwa Körpermeditationen nach Osho, einem durchaus polarisierenden indischen Philosophen. Zum Beispiel die Kundalini-Meditation – die den Körper locker und damit durchlässig unter anderem für sexuelle Empfindungen macht – oder die Dynamische Meditation. Gerade Letztere sollten Sie aufgrund ihrer Komplexität nur unter fachkundiger Anleitung erlernen. Für Einsteiger muten diese Varianten jedoch manchmal sehr spirituell an. Im Tipp »Der Energiefluss« (S. 189) zeigen wir Ihnen dennoch eine passende Übung hierzu. So können Sie ausprobieren, ob Ihnen diese Form der Energiearbeit liegt.

Was lässt Sie – auch außerhalb von Sex – Ihre Energie erleben?

Überlegen Sie unabhängig voneinander, welche Tätigkeiten für mehr Energiefluss in Ihrem Körper sorgen. Egal ob es sich dabei um den Bodypump im Fitnessstudio, einen Tag mit Übernachtung in der Natur, die Sauna, Musik machen oder einen gemeinsamen Konzertbesuch handelt: Die so bewegte Energie lässt sich im Nachklang auf äußerst kreative und schöne Weise nutzen. Alles, was lebendig, dynamisch und erfrischend ist – und nicht verbissen oder bemüht –, eignet sich wunderbar, um die Energie in uns in Bewegung zu bringen und um sie somit auch in der Intimität erlebbar zu machen.

Versöhnungssex ist keine Strategie

Manche kennen noch eine ganz andere »Methode«, die beweist, wie ein hohes und dynamisches Energiepotenzial mit lebhaften Liebesspielen zusammenhängt. Der Sex dieser Paare ist vor allem dann sehr intensiv, wenn sie sich vorher zünftig gestritten haben. Die Emotionen kochen hoch, das Herz schlägt schneller, die Spannung baut sich auf – und entlädt sich im animalischen Stelldichein. Dagegen ist grundsätzlich nichts einzuwenden, doch als Strategie für mehr Bewusstheit im Sex taugt es kaum.

Der Liebeskick

Wann haben Sie sich zuletzt etwas zugetraut, das Ihnen schon beim Gedanken daran den Schweiß auf die Stirn treibt? Etwa den ersten Looping im Freizeitpark oder den Gleitschirm-Tandemflug? Die Überwindung lohnt sich. Wenn wir voller Adrenalin sind, dann erleben wir diese ungewohnten Momente besonders intensiv. Denn durch die neuen Sinneseindrücke können wir nur schwerlich in den Autopiloten gehen, wir sind in jeder Millisekunde voll da – aufmerksam, achtsam und präsent. Ähnliches gelingt manchmal beim ersten Mal mit einem neuen Partner oder einer neuen Partnerin. Zumindest dann, wenn wir nicht im Quickiemodus sind und wenn wir nicht gleich die Kopulation vor Augen haben. Das Fühlen, Riechen und Schmecken haben dann gleichsam eine andere Dimension.

Mit bewusstem Hinspüren ist es möglich, diese Momente auch nach vielen Jahren Gemeinsamkeit – durch die man sich scheinbar in- und auswendig zu kennen scheint – wieder zu fühlen. Dabei kann man täglich Neues entdecken. Doch es gibt noch weitere Optionen, um die Sinne auf Trab zu bringen. Überraschungsmomente halten nicht nur unseren Kopf fit, sondern auch unsere Libido. Kennen Sie den Film »Eyes Wide Shut« von Stanley Kubrick? Die Protagonistin darin offenbart ihrem Ehemann ihre sexuellen Fantasien, nachdem die Ehe viele Jahre mehr oder weniger vor sich hin dümpelte. Die Verfilmung ist angelehnt an die Erzählung »Traumnovelle« von Arthur Schnitzler. Darin geht es um den Widerspruch zwischen unseren heimlichen Bedürfnissen und dem, was wir nach außen hin – und auch in unsere Beziehungen hinein – leben. Siehe in Kapitel 10 den Abschnitt »Die nackte Wahrheit« (S. 160).

Viele, die den Film gesehen oder die Novelle gelesen haben, finden insbesondere die Szene der erotischen Zusammenkunft aus der »Unterwelt« spannend, bei der alle Beteiligten venezianische Masken tragen. Das selbst auferlegte Anrüchige, die Anspannung und die anschließende Ausschweifung sind hier unmittelbar spürbar – tief geballte sexuelle Energie. Wir hatten es bereits in Kapitel 2 (S. 54) angedeutet: Freizügige Clubs, Partys und Boutiquen sind eine gute Möglichkeit, um gemeinsam in dieser erotischen Energie zu baden. Alle drei Orte gibt es – mit ein wenig Recherche oder passenden Empfehlungen – auch in stilvoller Variante.

Unsere Erfahrung

Michael: Vor einigen Jahren las ich das Buch eines tantrischen Pärchens, es ging darin hauptsächlich um spirituelle Sexualität. Umso erstaunter – und auch etwas irritiert – war ich, als die beiden darin offen zugaben, ab und an einen Swingerclub zu besuchen. Heute verstehe ich besser, was diese scheinbar gegenteiligen Pole gemeinsam haben. Wer einen guten (!) Club findet, der erfährt darin nicht nur viel Herzlichkeit und Offenheit, sondern auch eine erstaunliche Achtsamkeit. Es geht dabei keineswegs nur »um das Eine« – spannende Gespräche, viel Lachen und das Kennenlernen neuer Liebes- und Lebensmodelle gehören mit dazu. Inklusive dem jederzeitigen Respekt vor individuellen Grenzen. Dies stellte mein Bild vom schmuddeligen und rein triebgesteuerten Treiben ziemlich auf den Kopf.

Die Welt der freizügigen Clubs

Falls Sie das Thema interessiert, dann suchen Sie sich zum Einstieg eine Veranstaltung aus, in der nur oder hauptsächlich Paare zugelassen sind. Alles andere kann Sie schnell überfordern. Wichtig dabei: Sie müssen sich gar nicht unbedingt an dem Geschehen aktiv beteiligen – das ist für die ersten Male auch nicht anzuraten. Sie dürfen etwa auch nur (zu)schauen und/oder sich zuschauen lassen. In (guten) Clubs gibt es jederzeit Rückzugsmöglichkeiten, in denen Sie völlig ungestört sind. Es sind mehr die aufgeladene Energie und das erotische Hintergrundrauschen, die an solchen Orten wirken.

Ein derart aufregendes Erlebnis lädt Sie dazu ein, sich Ihrer Begrenzungen bewusst zu werden – und mit ihnen achtsam umgehen zu lernen. Oder um generell herauszufinden, wie Sie mit Grenzsituationen zurechtkommen. Schließlich werden Sie in einer Beziehung ständig mit derlei Situationen konfrontiert, im Großen wie im Kleinen. Bei all dem meinen wir Ihre persönlichen Begrenzungen genauso wie die gemeinsamen als Paar. Tauschen Sie sich vor, während und nach solchen besonderen Erfahrungen intensiv aus: Was können Sie sich vorstellen und was nicht? Ohne zu bewerten: Warum ist das jeweils so? Und was macht es mit Ihnen, sich langsam an eine dieser Begrenzungen heranzutasten? Oder sie eventuell sogar zu erweitern? Die so gewonnenen Erkenntnisse sind innerhalb Ihrer Beziehung äußerst nützlich.

Umgekehrt gilt: Seien Sie geduldig und mitfühlend mit sich, wenn Sie erkennen, dass Sie bereits der Gedanke an derlei Situationen – oder auch das bereits Erlebte – überfordern. Erlauben Sie sich, Ihre Begrenzung zu fühlen und, wenn es möglich ist, bewusst und achtsam einen Schritt weiter zu gehen. Oder auch einfach nur stehen zu bleiben und zu fühlen »das geht gerade nicht für mich«, denn:

Überforderung, Druck und Zwang
sind die Lustkiller Nummer eins.

Verrucht, sündig, lasterhaft

Es gibt natürlich noch weitere Orte und Gelegenheiten, um Sexualität auf ungewohnte Art zu erleben. Das Bett im Kornfeld sollten Sie – den Landwirten zuliebe – zwar bleiben lassen, aber es warten unzählige Alternativen. Gerade in lauen Sommernächten. Der Rest bleibt Ihrer Fantasie überlassen. Für Paare mit Kindern lohnen sich regelmäßige kleine Auszeiten am Wochenende, während die Kleinen gut versorgt sind. Auch hier muss es nicht unbedingt das altbekannte Standard-King-Size-Bett der großen Hotelkette sein, sondern vielleicht eine Almhütte, das kleine Häuschen in den Reben oder das Hausboot. Räumlicher Abstand zu Ihrem sonstigen Zuhause ist hilfreich, dazu müssen Sie nicht gleich in den Flieger steigen. Neue Landschaften mit neuen Eindrücken regen generell Ihre Bewusstheit und Ihr Energiepotenzial an.

Sie sind schon beim vorherigen Tipp zum »Liebeskick« rot geworden? Das macht nichts. Wir haben gleich noch mehr Inspirationen für Sie, in verschiedenen Schärfegraden. Sex ist etwas Verbotenes, das man heimlich macht? Sexuelle Fantasien sind nicht in Ordnung? Wir alle wachsen mit derlei Prägungen und Vorurteilen auf, in unterschiedlicher Abstufung natürlich. Dennoch kennen wir alle Tabus, an denen man auf keinen Fall rühren sollte – schon gar nicht in einer Partnerschaft. Warum eigentlich nicht? Warum filtern wir unsere intimen Wünsche, sobald wir gebunden sind? Und wovor fürchten wir uns dabei konkret? Wir wollen diese Bedenken keinesfalls kleinreden – eine Begegnung und Konfrontation mit ihnen ergibt auf jeden Fall Sinn, bevor man gleich losprescht. Das gilt vor allem dann, wenn ein Partner ungeduldiger ist als der andere. Und doch hilft es in der Sexualität, wenn ein Part die Initiative ergreift. Wer von Ihnen macht den ersten Schritt?

Beziehungen, die ihre Sexualität auf weitere Gebiete ausdehnen wollen, entstehen nicht innerhalb weniger Tage.

Gehen Sie dabei mit einer gesunden Mischung aus Bedachtheit und Offenheit vor, vor allem aber Stufe für Stufe. Starten Sie also nicht gleich mit der Idee, die Ihre Partnerin oder Ihren Partner maximal fordert. Hier nun ein paar Ideen zur gemeinsamen Anregung.

Erotische Aufgaben

Stellen Sie sich gegenseitig kleine erotische Aufgaben. Etwa als kleine Zettel hinterlegt, bevor Sie das Haus verlassen, oder per Nachricht auf das Smartphone. Solche Aufgaben reichen von »Lass schon einmal das Badewasser ein und stelle zwei Gläser Sekt bereit« bis hin zu »Du bist shoppen? Ich mag ein frivoles Bild aus der Umkleidekabine ;-)«. Auch hier können Sie den Spannungsbogen langsam steigern. Wenn es für beide passt, sind der Fantasie und Kreativität keine Grenzen gesetzt. Zu Beginn kommen einem derlei Aufgaben kindisch und »peinlich«

vor, wir betrachten Sexualität oft viel zu ernsthaft. Doch dann erschließt sich vielen, was hinter der Maskerade steckt: Das Kennenlernen unserer Sehnsüchte, Vorurteile, Schatten (siehe Literatur zum Thema Schattenarbeit), aber auch der unausgesprochenen Muster, die in der sexuellen Beziehung immer wieder für Konflikte sorgen. Achten Sie also auf sich und Ihr Gegenüber, ob etwa das Tempo zu schnell ist.

Das alles erfordert viel Achtsamkeit. Vor allem dann, wenn Sie in den Aufgaben offensiver werden wollen: Bereitet die neue Aufgabe deswegen Unwohlsein, weil sie an Ihre Tabus rührt? Können Sie über Ihren Schatten springen, oder sollen Sie Ihre Begrenzungen lieber wahren? An welchem Punkt sagt Ihr Verstand »Stopp«, während ein anderer Teil in Ihnen »weiter so« ruft? Trauen Sie sich, das Spiel zu unterbrechen, wenn etwas wirklich gerade nicht geht?

Aufgaben, die in eine eher dominante Richtung gehen, eignen sich nicht, wenn es in Ihrer Beziehung eh schon kriselt.

Ansonsten gilt: Gehen Sie jede ungewohnte Spielwiese konzentriert, bewusst und mit Freude an. Allein das Ausdenken und Stellen der Aufgaben ist ein erotischer Akt – ganz abgesehen von dem Herzklopfen auf beiden Seiten, wenn die Choreografie stimmt. Vielleicht schicken Sie die Nachricht mit der neuesten Idee erst dann los, wenn Ihr Gegenüber sie in der Pause bei der Arbeit liest – und danach deutlich unkonzentrierter in das nächste Meeting marschiert. Was für ein Spaß und wie unvernünftig! Und genau das soll es auch sein.

Den Partner überraschen

Sagen Sie Ihrer Partnerin oder Ihrem Partner, dass sie oder er sich an einem bestimmten Tag nichts vornehmen soll. Buchen Sie dort ein erotisches Event, gemeinsam oder für den Partner. Das kann ein Vortrag zu Slow Sex sein, das Aktfototraining, eine erotische Lesung oder ein Shibari-Kurs (erotische Fesselkunst) für Einsteiger. Wie wäre es alternativ mit einem »Handwerkerabend« bzw. einem »Handarbeitsabend«? So nennen Anbieter aus dem tantrischen Umfeld kleine Kurse, in denen Frauen gemeinsam die Lingam-Massage lernen oder Männer die Yoni-Massage. Dabei können sich die Teilnehmenden unverkrampft austauschen und an ihrer Unsicherheit zum Thema arbeiten, ohne dass ihnen das »andere Geschlecht« auf die Finger schaut. Meist finden solche Kurse bekleidet und am künstlichen Modell aus Latex statt.

Schauen Sie bei den Anbietern Ihrer Umgebung nach dem, was für Sie passt. Egal um welche Art von Kurs oder Geschenk es sich handelt: Sie sollten grundsätzlich wissen, ob Ihr Partner oder Ihre Partnerin für das gebuchte Event offen ist – und die Möglichkeit keinesfalls dazu benutzen, Ihrem Gegenüber etwas zu zeigen, was hauptsächlich Sie selbst wollen. Für gegenseitige Überraschungen im größeren Stil sind viel Vertrauen und Offenheit auf beiden Seiten notwendig.

Eine weitere Möglichkeit, dem Partner eine Freude zu bereiten, ist die erotische Bildersammlung. Pornografische Abbildungen sind nur selten achtsam. Finden Sie Ihren ganz eigenen erotischen Ausdruck! Sie sollten Ihre ureigene Sexualität entwickeln, zunächst jeder für sich allein, dann gemeinsam als Paar, und nicht einfach nur stumpf Amateurclips aus dem Netz nachspielen. Doch es gibt auch Pornos und erotische Darstellungen, die inspirieren. Etwa dann, wenn aus den Bildern echte Leidenschaft, unkonventionelle Ansätze oder eine künstlerische Gestaltung sprechen. Sammeln Sie einige der Bilder, die Ihre Fantasie am meisten beflügeln. Noch besser: Nehmen Sie selbst welche auf oder malen Sie sie. Danach gestalten Sie ein kleines Bilderalbum daraus oder hübsch gerahmte Motive für das Schlafzimmer. Dann überraschen Sie Ihre Partnerin/Ihren Partner damit. Welche Fotos finden Sie beide anregend? Was davon lässt sich vielleicht »nachspielen«?

Solche kleinen Gesten und Geschenke erhalten die Partnerschaft. Sie dürfen ruhig etwas gewagter und doppeldeutiger ausfallen und müssen keineswegs immer materieller Natur sein. Fragen Sie sich, in welcher erotischen Situation Ihr Partner besonders strahlte, oder von welchem Moment er oder sie noch heute gern erzählt. Darauf lässt sich aufbauen. Hierbei ist es natürlich von Vorteil, wenn Sie bereits die ersten Wünsche und Fantasien ausgetauscht haben. Denn daraus lässt sich prima ein Rollenspiel als Geschenk machen, dazu gleich noch mehr. Ihnen fehlt die Vorstellungskraft, was außer Dildos und schöner Unterwäsche noch so möglich ist? Dann schreiben Sie dem anderen unartige Postkarten, überlegen Sie sich nicht jugendfreie Gedichte, oder machen Sie unanständige Polaroid-Selfies. Oder Sie spielen Erotik-Fee beziehungsweise Erotik-Elf – und gewähren Ihrem Partner monatlich einen freien wollüstigen Wunsch. Er oder sie hat freie Auswahl.

Sich auf neues Terrain wagen

Ein unbekümmerter Tag am FKK-Strand oder in der Sauna kann sehr befreiend wirken. Für manche ist diese Freiheit längst Alltag und nichts Besonderes, andere zucken schon bei dem Gedanken daran zusammen. Sie gehören zur letzteren Gruppe? Dann lässt sich die Freizügigkeit nutzen, um zu schauen, was Ihre öffentliche Nacktheit – und die der Partnerin oder des Partners – in Ihnen auslöst. Vielleicht macht es Ihnen wenig aus, weil Sie frei erzogen sind oder wenig Körperscham kennen. Falls nicht, dann betrachten Sie es als Chance, einen natürlichen Umgang mit Nacktheit zu erlernen. Sie können Ihren Körper (oder Teile davon) nur schlecht so akzeptieren, wie er ist? Dann lohnt es sich, über professionelle, therapeutische Hilfe nachzudenken.

Auch das Gegenteil, ein eher exhibitionistischer Drang, sich nackt zu zeigen, kann unangenehm und beschämend sein, wenn er mit einem inneren Verbot belegt ist. In jedem Fall ist es hilfreich, zu einem natürlichen und organischen Umgang mit der eigenen Nacktheit zu finden, um die eigene Sexualität frei und offen genießen zu können. Manchmal ist auch hier therapeutische Begleitung nützlich. Körperscham etwa – in ausgeprägter Form auch körperdysmorphe Störung genannt – ist ein tiefgreifendes Problem, das viele Frauen und Männer betrifft. Vor allem verhindert es, dass Sie sich in der Sexualität vollkommen fallenlassen können. Selbst Ihrem vertrauten Partner gegenüber oder beim Solo-Sex.

Eine alternative Idee ist es, sich von anderen Paaren sinnlich inspirieren zu lassen. Wenn möglich, tun Sie dies nicht vor dem Bildschirm, sondern live. In Hamburg etwa gibt es die wunderbar kuriose, aber auch anregende »Boutique Bizarre« auf der Reeperbahn, eine Art Spielzeugland für Erwachsene – die Augen stehen dabei mindestens so weit auf wie an Weihnachten und Ostern zusammen. Wenn Sie ganz mutig sind, schauen Sie sich die Abteilung im Untergeschoss an. Dort begegnen Sie allen möglichen Facetten der bunten Sexualität und können ein wunderbar harmloses Wechselspiel zwischen Neugierde, Spannung, Erregung und Toleranz erleben. In größeren Städten gibt es ähnlich hochwertige Geschäfte. Weitere Möglichkeiten sind Dokumentationen über queere Gruppen und alternative Liebesmodelle, oder auch der Besuch eines polyamoren Stammtischs, den es mittlerweile in vielen größeren Orten gibt. Nutzen Sie Letzteres aber bitte nur bei ehrlichem Interesse an derlei Lebensmodellen und wenn Sie die notwendige Aufgeschlossenheit mitbringen. Die Szene ist verständlicherweise wenig erpicht auf Menschen, die rein ihre Neugierde befriedigen wollen.

Offene Zweierbeziehung

Der Mann wünscht sich hartnäckig einen Dreier, natürlich mit einer Frau? Den gibt es, aber erst, nachdem die Frau einen Mann dazuholen durfte. Alle vorherigen und diese Möglichkeit zusammen regen Denkprozesse an, erhöhen die Kreativität und lassen – durch die ungewohnten Situationen – mehr Bewusstheit zu. Das Sahnehäubchen: Der Tausch bringt neues Leben dahin, wo zuvor verkrustete Beziehungsmuster lauerten.

Warum alle diese Übungen?

Das Erleben ungewohnter Sinnesreize und Denkanstöße erweitert gleichsam Ihre erotische Kompetenz. Selbst dann, wenn Sie das Erlernte gar nicht für sich selbst umsetzen wollen. Je offener Sie mit unkonventionellen Wegen, die Sexualität auszuleben, umgehen, umso freier fällt Ihr eigenes Liebesspiel aus. Immer mit dem liebevollen und sehenden Blick auf Ihre individuellen Begrenzungen und möglicherweise ein Stückchen darüber hinaus. Diese Begrenzungen sind für uns oft unklar und nicht direkt spürbar. Deshalb eine kleine Erinnerung an Kapitel 3 (S.64): Lernen Sie Ihre Begrenzungen kennen, nur dann können Sie sie erweitern und bei Bedarf auch einmal bewusst überschreiten, um hieraus neue Erfahrungen zu sammeln. Weiterzugehen, als Ihnen gut tut – dem Partner »zuliebe« oder im Modus »Augen zu und durch« –, ist jedoch keine gute Idee. Sprechen Sie immer wieder darüber und gehen Sie in einem Tempo vor, das für beide angemessen ist.

Sie wollen in der Praxis ausprobieren, sich auf neues Terrain zu wagen, ohne dabei gleich Ihre sexuelle Orientierung erweitern zu müssen, oder in neuen Lebensmodellen zu denken? Dafür gibt es einen recht einfachen Weg: den Rollentausch. Dazu gleich noch mehr.

Ergreifen Sie die Initiative

Eine lebendige Sexualität erfordert auch dynamische Elemente. Wenn sich beide Partner in einem Status quo eingerichtet haben, ohne nach rechts oder links zu schauen, dann findet keine Entwicklung mehr statt. Sie haben es sich in einem solchen Status quo gemütlich gemacht? Das kann unterbewusst eine Strategie sein, um Veränderung aus dem Weg zu gehen, und damit einem Risiko. Hier erleben wir oft die Angst vor Neuem und dahinter unsere tief liegende Unsicherheit. Doch Bewegung ohne Herausforderung und auch Risiko ist nicht möglich. Beide Beteiligten müssen unabhängig voneinander für sich entscheiden, wie ihr sexuelles Leben in Zukunft aussehen soll. Sonst sind Sie auch als Paar schnell wieder an dem Punkt, dass Sie gemeinsam stagnieren. Denken Sie dabei nicht für Ihren Partner mit – lassen Sie ihn selbst entscheiden und sich äußern. Wie bereits erwähnt, lassen wir uns schnell zu dem Vorurteil verleiten: »Das will mein Partner nie und nimmer!« Woher wollen Sie das wissen? Geht es Ihnen bei diesem Gedanken vielleicht darum, die eigene Komfortzone nicht verlassen zu müssen? Oder darum, eine Sicherheitsdistanz aufrechtzuerhalten, durch einen »Blick von oben herab«? Damit gehen Sie Ihrer Angst vor Lebendigkeit auf den Leim und schränken Ihre wunderbaren neuen Möglichkeiten sogleich wieder ein.

Wenn wir uns immer nur im Rahmen dessen bewegen, was die Beziehung möglichst reibungsfrei macht, zieht leicht der graue Alltag ein. Um zu verstehen, warum das so ist, braucht es zunächst den Wunsch nach Veränderung. Idealerweise ändern beide Partner etwas an der eingefahrenen Situation. Doch oft wird es so sein, dass Sie selbst den ersten Schritt machen – allein dadurch, dass Sie dieses Buch lesen, geschieht bereits Neues. Den ersten Schritt zu tun ist deutlich besser, als ewig darauf zu warten, dass Ihr Gegenüber es macht. Beziehungsarbeit ist keine Einbahnstraße, sie sollte also nicht immer von derselben Person ausgehen. Sonst wäre Ihre Partnerschaft schnell wieder in einer Sackgasse.

Rollenklischees und Glaubenssätze

Wer nun wann die Initiative ergreift, das hängt nicht selten mit Rollenklischees zusammen, wie es sie in jeder Beziehung gibt. Sie entstehen durch Vorurteile über die weibliche und die männliche Lust. Solche Vorurteile sind jeweils immer in beiden Seiten – Mann und Frau – zu finden. Es gibt sie ebenso in gleichgeschlechtlichen Partnerschaften.

Zugehörige überholte und hinderliche Glaubenssätze sind etwa:

- Weibliche Sexualität hat passiv zu sein, die männliche aktiv.
- Wenn die Beziehung strauchelt oder der Sex einschläft, ist eher die weibliche Seite gefordert sowie ihre Fürsorge und Hingabe – weil Frauen besser über Gefühle sprechen können.
- Frauen dürfen ihr Interesse an Sexualität nicht so offen zeigen wie Männer.
- Männer gehen eher fremd als Frauen.
- Frauen tauschen sich untereinander lebhaft über intime Dinge aus, Männer brauchen das nicht.
- Frauen haben mehr Interesse an Achtsamkeit, sie können eher lieben, ihr Sex dient mehr der Bindung als der eigenen Lust.
- Männer wollen immer nur das eine, haben mehr pornografische Gedanken, sind prinzipiell untreu und sorgen beim Sex nur für sich.

All dies stimmt nicht! Und all diese Vorurteile lassen sich auflösen. Durch gegenseitige Offenheit und gegenseitiges Vertrauen, aber auch hier wieder spielerisch. Etwa indem Sie im Bett – und darüber hinaus – einfach einmal die Rollen tauschen.

Ein einfaches Beispiel: Es ist kein Naturgesetz, dass etwa nur der Mann in die Frau eindringen kann. Schalten wir also unser Kopfkino an und gehen wir in folgendes Szenario – Achtung, Triggerwarnung: Die Frau dringt – z. B. mithilfe eines Strap-on-Dildos – in den Mann ein, also in seinen Anus. Zu viel Kopfkino? Dann sind Sie in guter Gesellschaft. Für viele Männer ist allein der Gedanke an anale Stimulation, sowie der Rollentausch an sich, ein großes Tabu. Beides kann aber zu einer durchaus aufschlussreichen Erfahrung werden. Man(n) spürt dabei zum ersten Mal, wie kraftvoll es sein kann, auf der passiven Seite zu stehen. Oder die durchaus spannungsreiche und oft ambivalente Erfahrung, »genommen« zu werden. Auch Frauen haben hier oft eine Hemmschwelle, die (ein-)führende Rolle zu übernehmen. Denn sie spüren, dass sie auf diese Weise plötzlich viel direktere Kontrolle haben, gleichzeitig erleben sie die damit einhergehende Fürsorgepflicht. Eine derartige Erfahrung initiiert in vielen Frauen das Mitgefühl für die Verantwortung, die Männer wegen ihrer sexuellen, penetrierenden Rolle in der Regel tragen.

Dominanz und Hingabe – zwei Seiten einer Medaille

Es muss nicht immer der Mann sein, der das Leder-Paddle in der Hand hat. In der BDSM-Szene nennt sich das Switchen: Einmal übernimmt der eine Partner die aktive Rolle, einmal der andere.

Unsere Erfahrung

Michael: Auch das durfte ich einst in einem Training für achtsame Sexualität lernen. Uns wurden verschiedene Techniken und Anregungen aus dem BDSM-Bereich gezeigt. Dann wurden Paare gelost – immer ein Mann und eine Frau, doch es hätten auch andere Konstellationen sein können. Ein paar Stunden übernahm daraufhin der Mann die Führung und konnte sich aus dem gelernten Vorrat bedienen, danach war die Frau dran. Die Dominanz machte mir Spaß, sie zeigte aber auch meine Verunsicherung auf: »Darf ich das wirklich tun, als Mann gegenüber einer Frau?«

Zu meinem großen Erstaunen machte mir das anschließende Fallenlassen in die devote Seite genauso viel Freude. Ich lernte dabei viel über die weiblichen Anteile meiner Sexualität und darüber, wie sehr sie mich beleben, weil sie völlig neu für mich sind – obwohl sie natürlich schon immer da waren. Dominanz und Unterwerfung auf beiden Seiten kennenzulernen, das hat mein erotisches Repertoire stark bereichert.

Ganz unabhängig von typisch weiblichen und typisch männlichen Stereotypen belebt es Ihre Beziehung, wenn Sie den üblichen Ablauf regelmäßig auf den Kopf stellen. Einer von Ihnen übernimmt in sexuellen Dingen nur ungern die Führung? Dann muss er oder sie den Spielplan gestalten, wenn der nächste sinnliche Abend ansteht.

Rollenspiele bringen Bewegung in die Beziehung

Rollenspiele sind ebenfalls eine Chance, um die Paardynamik durch ungewohnte Konstellationen aufzulockern. Der Sinn des Spiels ist es, dass wir uns damit auf eine andere Ebene begeben, um starre Muster zu durchbrechen (»Unser Sex ist immer …«, »Ich bin immer …, du bist immer …«) oder um neue Denkanstöße auszuprobieren (»Ich wünsche mir, dass …«). Dies alles ergebnisoffen. Manche Menschen brauchen Vertrautheit, um in ihre Lebendigkeit zu kommen, die anderen das Unbekannte. Sich auf nur einen dieser beiden Pole zu konzentrieren, das funktioniert auf Dauer kaum. Beziehungen, die als lebendig wahrgenommen werden, beinhalten beide Aspekte. Und Sie können sich auf beide einlassen, im Wechsel.

»Albern«, »primitiv«, »nicht normal« – solche Rollenspiele haben zu Unrecht einen schlechten Ruf. Schon seit vielen Generationen wird das Abtauchen in Fantasiewelten (bei gleichzeitig bewusstem Erleben der Situation) dazu genutzt, die Bandbreite der Empfindungen zu erweitern. Nehmen wir als Beispiel das verruchte Berlin der Goldenen 20er Jahre. Natürlich hat die Epoche einerseits ein Ventil gebraucht, um die Gedanken abzulenken – vom Elend der Vergangenheit, aber auch von der unsicheren Zukunft. Gleichzeitig ist es aber kein Zufall, dass in diesen Jahren die Moralvorstellungen des Kaiserreichs über Bord geworfen wurden und ebenso, dass die bunte Szene erstmals auch jene sexuellen Vorlieben und Lebensmodelle an die Öffentlichkeit brachte, die zuvor verpönt oder streng verboten waren.

Auch in unserer kindlichen Entwicklung nutzen wir das Spielen – und dabei in Rollen zu schlüpfen – zur Erweiterung unserer inneren Erfahrungsmöglichkeiten. Wenn wir in unserer kindlichen Offenheit im Spiel etwa den Helden oder die Zauberin darstellen, dann werden wir für diese Zeit zu eben dieser Figur, schlüpfen mit Haut und Haar in diese Rolle. Wir verkörpern sie. Mit allen Fähigkeiten und Eigenschaften, die für uns dazugehören. Das erweitert die Erfahrung dessen, was wir für möglich halten, sein zu können. Als Erwachsene vergessen wir diese spielerische Art, uns neu zu erfinden. Weil uns das Leben so »ernst« und »wichtig« erscheint. Dabei ist es ein wunderbarer, uns

Menschen gegebener Weg, uns zu entwickeln und neue Seiten an uns zu entdecken. Er kostet uns nichts – kein Geld, keine Mühe, keine Vorbereitung. Wir können einfach spielen und uns darin mit Leichtigkeit und Freude erproben.

Wenn das Rollenspiel nicht gleich klappt

Wenn Sie ein Rollenspiel erstmals ausprobieren, dann muss es nicht gleich in neue Sexgefilde führen. Es muss zu Beginn nicht einmal besonders lustvoll sein. Das »erste Mal« ist meistens recht hölzern, oft unfreiwillig komisch oder auch von Scham begleitet. Es geht bei dieser spielerischen Variante zunächst darum, sich gemeinsam als Paar aus dem üblichen Trott herauszuführen. Selbst wenn hinterher das Gefühl vorherrscht »Das war nichts für uns«: Hey, Sie haben sich gemeinsam getraut! Sie haben einen Einstieg in die Welt der Alternativen gefunden. Geben Sie nicht gleich auf. Vielleicht finden sich weitere Rollen, zu denen Sie einen besseren Zugang haben. Sprechen Sie nach jeder Runde offen über Ihre Erfahrungen und wie sie sich weiterführen lassen. Ein weiterer Vorteil der Inszenierung: Damit können Sie unbekannte Spielarten zunächst üben, bevor es »ernster« wird. Etwa dominantes und devotes Verhalten, das Öffnen der Beziehung oder die Realisierung unerfüllter Fantasien.

Hingabe bedeutet immer auch, die Kontrolle abzugeben und loszulassen. Erst dann kann die Energie ungehindert fließen. Sehr kontrollierte Persönlichkeiten – oder die, die in der Beziehung den anderen kontrollieren – tun sich durch das Spiel manchmal leichter mit dem Loslassen. Der passende fiktive Rahmen animiert sie, gibt ihnen die Möglichkeit, es erst einmal vorsichtig zu probieren und »jemand anders« zu sein. Andererseits ist der Einstieg in die Welt der Rollenspiele gerade für diese Menschen herausfordernd. Leider wissen wir von keinem guten Ratgeber, der als Anregung für das unkonventionelle erotische Spiel dienen könnte. Entweder der offene Austausch Ihrer erotischen Fantasien (Kapitel 8, S. 131) bringt passende Vorlagen zutage, oder Sie nutzen auch hier die Welt der frivolen Clubs, exklusiven Events, Kurse und Boutiquen.

Filme und Serien über das ausschweifende Leben der Goldenen 20er oder der 68er-Bewegung – so verklärt man sie manchmal auch sehen mag – sind ebenfalls eine hilfreiche Inspirationsquelle. Wir bewundern die Offenheit, Kreativität, Opulenz und Ausschweifung darin deswegen so sehr, weil wir uns all das nicht mehr erlauben in einer nur scheinbar so aufgeklärten Gegenwart. Es ist die Ironie der Geschichte: Heute, wo wir die Möglichkeiten zu einem ungezügelten Leben in Bewusstheit hätten, ertränken wir uns oft lieber in abstumpfenden und mechanischen Pornos.

Arbeiten Sie als Paar daran, sich wieder mehr Einfallsreichtum in Ihrem Leben zu erlauben.

»Heißer« Sex vs. Slow Sex

Viele der bisherigen Tipps, um die sexuelle Energie zu aktivieren und zu vertiefen, haben mit Sich-Zeigen und aktiver Handlung zu tun. Damit sind sie quasi eine Aufwärmübung für den nächsten Schritt. Denn bei der achtsamen Sexualität geht es am Ende darum, gemeinsam in Ihr Inneres zurückzukehren, um dort die intime Zweisamkeit zu spüren. Ein Beispiel: Wenn der Mann in die Frau eindringt, das Paar mit langsamen und tiefen Bewegungen Sex hat und dabei beide ganz bewusst sind, dann ist dies ein äußerst intensives Erlebnis. Doch die Magie kann sich noch weit mehr ausdehnen. Indem Sie beide immer wieder einfach nur innehalten, den Fluss der Energie spüren und den gemeinsamen liebevollen Raum wahrnehmen, der dabei entsteht. In solchen Augenblicken können Sie Ihre gemeinsame Sexualität in einer stillen Intensität wahrnehmen, die alles übersteigt, was Sie bislang an Intimität und Ekstase kannten.

Die Innenschau ist entscheidend

Es bringt Ihnen nichts, das Energielevel einfach nur immer weiter nach oben zu treiben, um es dann innerhalb weniger Sekunden im gewohnten Muster zu entladen – durch die schnelle Ejakulation beim Mann oder einen spitzen, wenig in die Tiefe gehenden Orgasmus bei der Frau, während die so erfahrungsreichen Phasen zuvor eher unbewusst wahrgenommen werden. Es sind oft weniger die lauten und kraftvollen Elemente beim Sex, die uns und unsere Beziehungen nachhaltig prägen, selbst wenn der gemeinsame sexuelle Ausdruck uns Stärke und Lebensfreude erleben lässt. Es sind die anschließenden Momente der getragenen Tiefe, die uns unsere Verbundenheit spüren lassen. Die Übungen aus Kapitel 7 zeigen, wie sich die Energie, die dabei in Bewegung kommt, im gesamten Körper verteilen lässt. In den nächsten Abschnitten zeigen wir Ihnen zudem eine Übung, mit der Sie dieses Energiepotenzial gemeinsam als Paar spüren können. Damit lösen sich die Grenzen Ihres eigenen Energiefeldes irgendwann auf, sie gehen gleichsam in das Feld Ihres Partners oder Ihrer Partnerin über beziehungsweise sie verbinden sich zu einem gemeinsam erlebbaren Feld.

Liebe in Wellen

Das alles klingt noch neu und fremd? Dann wechseln Sie beim Sex zunächst zwischen »heißen« und getragenen Phasen ab, und zwar innerhalb ein und desselben Liebesspiels. Und dies, ohne das Ganze vorschnell mit einem Orgasmus zu beenden. Viele Menschen kennen bei der Sexualität ausschließlich folgendes lineare Muster: Stimulation, noch mehr Stimulation, dann noch mehr und noch schneller, dann die Entladung. Lieben Sie sich stattdessen einmal in Wellen. Auf und ab, auf und wieder ab. In unterschiedlichen Rhythmen und mit unterschiedlichen Ausschlägen nach oben. Die Voraussetzung ist auch hier wieder, dass Sie im Solo-Sex zunächst lernen, wie sich Ihre 80, 90 und 99 Prozent Erregung vor dem Höhepunkt anfühlen, also bis zum Point of no Return. Die daraus folgende Aufgabe ist es, Ihrem Partner durch Gesten oder Worte zu vermitteln, dass Sie es gerade eine Nummer ruhiger brauchen, damit die aktuelle Welle abebben kann und damit der Sex noch weitergehen kann.

Zudem braucht es das Vertrauen auf beiden Seiten, dass ruhigere Phasen nicht gleichbedeutend sind mit »Jetzt ist die Luft raus« oder »Die Lust ist weg, da geht nichts mehr«, nur weil alles etwas leiser und weniger zielgerichtet erscheint. Üben Sie sich in diesen Momenten, wenn Zweifel aufkommen, in Gelassenheit und in dem Vertrauen, dass alles den Weg nimmt, den es möchte. Wenn die bekannte sexuelle Hitze nicht zurückkehrt, dann ist das kein Versagen oder ein »Das war wohl nix«, sondern eine neue Dynamik, eine neue Art der Nähe, die Sie vielleicht noch nicht kennen.

> *Alles, was ungewohnt und neu ist,*
> *ist eine Tür zu einer erweiterten Erfahrung.*

Bewerten und urteilen Sie nicht vorschnell, sondern fühlen Sie zunächst, wie sich dieses Neue in Ihnen zeigt, und sprechen Sie gemeinsam über Ihr Erleben. Dann können Sie zusammen weitergehen und – mit Offenheit – noch mehr Unbekanntes erforschen.

Durch die Intimität in Wellenform lernen Sie nicht nur unzählige neue »Aggregatzustände« kennen, die Ihre eigene und auch Ihre gemeinsame Lust annehmen kann. Ihr lustvolles Empfinden dauert hierdurch von Natur aus länger, regt die aktive Wahrnehmung an und wird oft auch als tiefergehend empfunden. Zudem bildet die Wellen-Intimität die Vorstufe jener sexuellen Energieerfahrung, die für Sie derzeit vielleicht noch Neuland ist.

Das Erleben der sexuellen Energie gemeinsam vertiefen

Wir haben in den bisherigen Kapiteln viel darüber geschrieben, wie Sie Ihr eigenes Hinspüren lernen. Das dürfen und sollen Sie natürlich genießen. In der Zweisamkeit braucht es jedoch mehr, um einen gemeinsamen Fluss zu finden. Verbindung und Intimität entstehen dort dann, wenn Sie nicht nur sich selbst gut spüren, sondern gleichzeitig auch Ihr Gegenüber. Dann können sich die Grenzen zwischen empfangender und gebender Aufmerksamkeit auflösen. Zumindest immer einmal wieder. Das Sich-Einlassen auf den anderen ist hierbei wesentlich, denn Sex kann man auch haben, ohne sich wirklich nahe zu kommen – das ist auf Dauer wenig erfüllend.

Wer sich nur auf die eigenen Empfindungen konzentriert, der geht damit der emotionalen Verbindung mit dem Partner aus dem Weg.

Von daher ist es natürlich sinnvoll, Ihre Empfindsamkeit zu stärken, um sie dann im Weiteren in Ihre Beziehung einzubringen.

Achtsame sexuelle Erfahrungen verbinden

Durch die achtsame Sexualität kann man bei sich und gleichzeitig beim anderen sein, eine der schönsten Erfahrungen der gemeinsamen Intimität. Es ist, als wenn Sie den Fokus von der Wahrnehmung Ihres eigenen Energiepotenzials hin zur gleichzeitigen Wahrnehmung der Energiewellen erweitern, die zwischen Ihnen beiden schwingen. Man spürt die eigenen Empfindungen weiterhin, doch das Feld dehnt sich quasi aus. Genau das ist einer der Schlüssel dazu, mehr Verbundenheit und damit Liebe in Ihrer Beziehung zu erleben. Das klingt recht abstrakt. Wir raten Ihnen deshalb, dieses gemeinsame Energiefeld nicht nur theoretisch zu kennen, sondern gemeinsam praktisch zu erkunden. Passend hierzu folgt gleich eine Übung für die intime Zweisamkeit, mit der sich das Erleben Ihrer sexuellen Energie zusammen spüren und vertiefen lässt.

Den Energiefluss üben

Einigen mag die nachfolgende Schilderung zu spirituell erscheinen. Dann lassen Sie die Übung zunächst aus – und holen Sie sie zu einem späteren Zeitpunkt nach, wenn Sie sich dazu bereit fühlen. Auf jeden

Fall sollten Sie als Vorbereitung die Aufgaben »Langsam und achtsam genießen« (S. 126) und »Die Energie verteilen« (S. 127) kennen. Ebenso die Übung »Augenblicke« (S. 98). Die Yab-Yum-Stellung – um die es gleich geht – wird dort erläutert. Die nachfolgende Praxis ist aus der Sicht von Mann und Frau beschrieben. Sie lässt sich aber natürlich auch für gleichgeschlechtliche Paare abwandeln.

 Übung: Der Energiefluss

1. Setzen Sie sich erneut in der Yab-Yum-Stellung hin. Zur Erinnerung: Als Mann gehen Sie dabei in den Schneidersitz oder winkeln Ihre Beine an. Die Frau sitzt auf dem Schoß des Mannes und winkelt hinter ihm die Beine an. Machen Sie es sich bequem, etwa mit einem Kissen unter dem Po. Wählen Sie leichte oder keine Kleidung.

2. Umarmen Sie sich mit den Händen so, dass Sie noch gut Augenkontakt haben können. Oder lassen Sie Ihre Hände im Schoß des anderen ruhen – je nachdem, was Sie als angenehmer empfinden.

3. Schauen Sie sich tief in die Augen, eine ganze Weile lang, ohne etwas Bestimmtes zu erwarten. Falls Sie Schwierigkeiten haben, beide Augen zu fokussieren, dann blicken Sie nur in das rechte oder linke Auge Ihres Gegenübers. Nehmen Sie wahr, was Sie in sich spüren und was Sie im anderen wahrnehmen.

4. Nun beginnen Sie in einem gemeinsamen Rhythmus zu atmen. Langsam und möglichst entspannt.
   Lassen Sie sich Zeit damit, auch wenn die Übung zu Beginn ungewohnt erscheint. Dazu gleich noch ein paar Hinweise. Wiederum nach einer ganzen Weile können Sie Folgendes ausprobieren:

5. Beim Einatmen nehmen Sie mit Ihrer Vorstellung Energie von außen in Ihren Körper auf. Etwa von unten in Ihren Beckenraum fließend (Wurzelchakra). Stellen Sie es sich einfach nur vor. Irgendwann folgt Ihre Energie Ihren Gedanken und Sie

können sie auch körperlich spüren. Das gilt ebenso für alle nachfolgenden Punkte.

6. Als Mann geben Sie nun beim Ausatmen diese Energie in Ihrer Vorstellung wieder ab, indem Sie sie über Ihren Lingam zur Yoni hin ausstrahlen lassen. Gleichzeitig empfangen Sie Energie von der Frau, sie strömt aus dem Herzraum Ihrer Partnerin in Ihren Herzraum (Herzchakra). Spüren Sie diesen Energiefluss.

7. Als Frau geben Sie beim Ausatmen in Ihrer Vorstellung die Energie über den Herzraum an den Herzraum des Mannes. Nehmen Sie gleichzeitig die Energie in Ihrer Yoni wahr, die aus dem Lingam zu Ihnen strömt.

Was zunächst kompliziert klingt, das wird mit ein wenig Üben schnell einfacher. Wenn es Ihnen leichter fällt, dann schließen Sie dabei zunächst Ihre Augen, um sich besser auf den Austausch, den Fluss der Energie zu fokussieren. Sie können sich beim Ausatmen nicht auf das Geben und Empfangen gleichzeitig konzentrieren? Dann bleiben Sie zunächst einmal beim »Geben« – das Empfangen geschieht von ganz allein. Oder wechseln Sie zwischen Geben und Empfangen ab. Wenn Sie wollen, können Sie sich in der Yab-Yum-Stellung auch vereinigen, also mit dem Lingam in der Yoni sein. Es geht dann nicht um Sex im herkömmlichen Sinn, sondern um die Vertiefung des Empfindens.

Die Yab-Yum-Energieübung

Üben Sie dies ein paar Mal, um sicherer zu werden, bevor es zur eigentlichen Yab-Yum-Energieübung übergeht. Sie ist gleich aufgebaut, aber Sie atmen dabei gegenläufig. Das bedeutet: Wenn der Mann ausatmet, dann atmet die Frau ein und umgekehrt. Das Geben der Energie (beim Mann über den Lingam, bei der Frau über das Herz) sowie das Empfangen (beim Mann über das Herz und bei der Frau über die Yoni) bleibt so wie eben beschrieben. Der Vorteil der Gegenläufigkeit: Hierdurch können Sie sich als Frau abwechselnd ganz auf das Geben der Energie durch Ihr Herzchakra konzentrieren sowie anschließend auf das Empfangen der Energie über Ihre Yoni. Beim Mann ist es umgekehrt genauso. Auf diese Weise entsteht nach und nach ein Energiekreislauf, der immer intensiver wird.

Zur Erinnerung: Am Anfang hilft es, wenn Sie sich dieses Übergehen Ihrer Energie auf den anderen lediglich vorstellen. Irgendwann folgt der Energiefluss auch spürbar der Vorstellung, die Felder verschmelzen. Manche Paare fühlen sich ihrem Gegenüber in diesem Moment so nah wie selten zuvor. Für einige ist das ein erster Schritt hin zu einer gemeinsamen Ekstase, die über das bislang Bekannte hinausgehen kann. Doch haben Sie Geduld, wenn nicht sofort etwas passiert. Sie spüren bei derlei Übungen nichts oder nicht mehr als sonst? Wir selbst mussten eine ganze Weile mit Meditation und/oder Chakrenarbeit zubringen, bis wir mit diesen Übungen arbeiten und eine Veränderung wahrnehmen konnten. Sie haben das Gefühl, »das ist nicht meins«? Auch das ist absolut in Ordnung – es beeinträchtigt keineswegs Ihren Erfolg auf dem Weg zur erfüllten Sexualität. Konzentrieren Sie sich stattdessen auf andere Übungen aus diesem Buch.

Seminare für tantrische Energiearbeit

Sie sind neugierig auf mehr? Dann hier noch ein kleiner Tipp: Die tantrische Energiearbeit lässt sich am besten in einem passenden Seminar lernen. Achten Sie jedoch darauf, dass es sich an Einsteiger richtet. Denn zum einen lassen sich Methoden wie die Yab-Yum-Energieübung hier nur sehr vereinfacht beschreiben – man muss sie einige Male unter fachkundiger Anleitung durchführen, um Sicherheit zu gewinnen. Vielleicht stellt sich auch erst dann ein Effekt ein, er hängt zudem vom passenden Rahmen ab. Zum anderen werden Sie in einem Seminar langsam an die Thematik herangeführt. Passende Vorübungen sorgen dann dafür, dass Sie Ihre sexuelle Energie wahrnehmen und dass sie sich bei beiden gemeinsam entfalten kann.

Kreieren Sie Ihren eigenen Liebesreigen

Später können Sie diese und ähnliche Übungen in Ihr gewohntes Liebesspiel einfließen lassen. Zusammen etwa mit Methoden aus dem Slow-Sex-Umfeld, den Übungen in diesem Buch oder mit Stellungen aus dem Kamasutra – je nachdem, was Ihnen liegt. Oder auch im Wechselspiel mit Ihrer ganz normalen animalischen Sexualität oder Ihrem »Blümchen«-Sex. Die achtsame Sexualität erhebt keineswegs den Anspruch, dass es stets und ständig zu 100 Prozent mit absolutem Tiefgang zugehen muss. Ein solches Anspruchsdenken wäre kontraproduktiv. Irgendwann entwickeln Sie Ihren ganz persönlichen Liebesreigen und führen ihn ständig weiter fort. Wenn Sie erst einmal erlebt haben, wie die Energie ins Fließen kommt, dann müssen Sie sich an kein Lehrbuch und an kein Skript mehr halten.

Mit offenen Augen

Noch ein abschließender Hinweis, der die Verbundenheit in Ihrer Beziehung deutlich stärken kann: Versuchen Sie, die eben beschriebene Übung – sobald Sie das Grundprinzip verstanden haben – durchgängig mit offenen Augen durchzuführen. Das gilt aber genauso für alle anderen Begegnungen, bei denen Sie sich nahe kommen. Wagen Sie ein kleines Experiment: Wenn Sie das nächste Mal Sex haben, dann lassen Sie die Augen auf. Blicken Sie Ihren Partner oder Ihre Partnerin dabei an. Das ist zu Beginn oft ungewohnt, vielleicht sogar unangenehm. Denn mit geöffneten Augen erhalten (und gewähren) Sie einen tiefen Einblick dahingehend, wie nah und wie offen Sie sich in Ihrer Sexualität sind – oder eben (noch) nicht. Sprich: Durch den mutigen Blick können sich Ihnen zunächst unangenehme Wahrheiten offenbaren. Etwa, dass Ihr Sex eher unverbindlich, distanziert, routiniert, technisch oder in einer Fantasiewelt abläuft. Das Liebesspiel mit offenen Augen kann nach und nach dazu führen, dass sich Ihre innere Haltung und Ihre Offenheit verändern und dass Sie sich mehr damit entspannen. Das gilt ebenso, wenn Sie sich beim Orgasmus in die Augen blicken. Beides lässt Ihre Zweisamkeit intimer werden.

12 Ich sehe dich und ich bin da.
Die Achtsamkeit zu zweit üben

Mit den bisherigen Übungen kann der gemeinsame Sex bereits deutlich erfüllter werden. Doch damit ist es noch nicht getan. Eine stabile Beziehung basiert auf Vertrauen. Und darauf, den anderen wirklich zu »sehen« – in seiner Lust, seiner Kraft, aber auch in seiner Unsicherheit und Verletzlichkeit. Auch in diesem Kapitel schauen wir uns zunächst den »Fang« an, der uns bisher bereits ins Netz gegangen ist:

Wenn Sie erkannt haben, welche alten Muster und Strukturen Sie an der freien und achtsamen Entfaltung Ihrer Sexualität hindern, wenn Sie also diese Muster hinterfragen und vielleicht sogar etwas lockern oder loslassen können, dann geht es noch einen Schritt weiter. Wenn wir in der Lage sind, uns selbst mit unseren Schwächen und Stärken wirklich zu sehen, uns umfassend anzunehmen, erst dann können wir auch die Fähigkeit entwickeln, unserem Partner sehend zu begegnen – in derselben Offenheit und Unvoreingenommenheit. Erinnern Sie sich hierzu an die Übung in Kapitel 2 zur Selbst-Reflexion (S.45). Hierzu ein kleines Gedicht:

Zwei Seiten einer Medaille

Wir sind
wie zwei Seiten einer Medaille.
Wir sehen nur unser Anders-Sein,
nicht dass wir verbunden,
schon längst
verschmolzen sind –
und bleiben in uns getrennt.

Ich will es wagen, mich
in Dir zu erkennen,
nicht mehr aus Angst
zu trennen,
was längst eins
in Liebe sein will.

Dann wird
aus Kampf & Widerstand
echte Nähe,
aus ich & du
ein tiefes Wir.
Dann wird aus
»Mich-verlieren-oder-
aufgeben-Müssen«,
ein Ganzes
mit zwei einzigartigen,
wunderschönen Seiten.

Alma

So oder so ähnlich kann es sich anfühlen, wenn Sie es wagen, Ihrem Partner unvoreingenommen und ohne Schuldzuweisung, Leistungsansprüche etc. zu begegnen. Und wenn Sie ihn dabei so nehmen, wie er oder sie ist. So eröffnet sich ein natürlicher und authentischer Begegnungsraum, in dem beide auf Augenhöhe, gleichberechtigt und bewusst jeden Schritt des gemeinsamen sexuellen Tanzes gehen. Im Kontakt und in Offenheit ohne Tabus. Und mit der Möglichkeit, die Begegnung jederzeit durch neue Entwicklungsschritte und mit inspirierenden Aspekten zu erweitern.

 Übung: »Ich bin ich und du bist du«

1. Setzen Sie sich einander bequem gegenüber. So nah, dass sich Ihre Hände berühren könnten, und so weit, dass Sie sich nicht eingeengt fühlen.

2. Schauen Sie sich so offen wie möglich in die Augen und lassen Sie Ihren Partner »in Ihr Herz blicken« – und blicken Sie Ihrerseits in seines/ihres. Was sehen Sie? Beantworten Sie diese Frage so ehrlich wie möglich, jeder für sich im Stillen, mit drei Begriffen, z. B. Sanftheit, Erleichterung, Traurigkeit, Ärger, Angst o. Ä.

3. Nun schließen Sie beide zeitlich unabhängig voneinander Ihre Augen, wann immer es Ihnen stimmig erscheint. Versuchen Sie hierbei nicht, sich an dem Zeitpunkt Ihres Partners zu orientieren, sondern spüren Sie auch, wie es ist, noch zu schauen, während der andere schon mit geschlossenen Augen bei sich ist. Oder erlauben Sie sich, durch das Schließen Ihrer Augen schon »aus dem Kontakt« zu gehen, obwohl der andere noch schaut. Dies verrät im Nachgespräch viel über Ihre Beziehungsstruktur.

4. Jetzt fühlen Sie erneut, diesmal nur in sich selbst hinein: Was fühlen Sie in sich? Finden Sie auch hier wieder spontan und sehr ehrlich drei Begriffe.

5. Dann bieten Sie – jeder wieder in seiner Zeit, wann immer er oder sie den Impuls verspürt – mit geschlossenen Augen Ihrem Partner Ihre Hand oder Ihre Hände an.

6. Spüren Sie: Was geht in Ihnen vor, bevor eine Berührung zustande kommt? Was fühlen Sie, während Ihr Partner noch nicht in den Hand-Kontakt geht? Oder wie ist es, wenn Sie selbst noch Zeit für den Impuls brauchen, Ihre Hände zu reichen?

7. Halten Sie anschließend still Ihre Hände. Ohne Streicheln oder Ähnliches. Beobachten Sie: Halten Sie aktiv oder werden Sie gehalten? Können Sie unterscheiden, wie sich welche Qualität anfühlt?

8. Dann beginnt zunächst einer von Ihnen, die Hand des anderen zu liebkosen, zu streicheln. Lassen Sie offen, wer beginnt, und seien Sie offen für alle Empfindungen, die in Ihnen aufkommen. Bedeutet es für Sie etwa Stress, nicht zu wissen, wer beginnt? Bewerten Sie es, wenn oder dass nicht sofort in Ihnen oder von Ihrem Partner ein Impuls kommt? etc. Spüren Sie als empfangende Person, so gut es geht, wie Sie die Berührung wahrnehmen und erleben. Fühlen Sie sich gemeint, geliebt, gedrängt oder gar »missbraucht«? Seien Sie offen und ehrlich zu sich.

9. Wechseln Sie die Rollen zwischen empfangender und gebender Person und wiederholen Sie Punkt 8.

10. Lösen Sie nun die Hände, spüren Sie noch einige Zeit dem Echo des Erlebten in sich nach und öffnen Sie dann wieder die Augen – unabhängig voneinander in Ihrer eigenen Zeit.

11. Wie ist der Blickkontakt jetzt, im Vergleich zum Beginn der Übung?

12. Teilen Sie nun nacheinander mit Ihrem Partner Ihre Erfahrungen, also die jeweils drei Begriffe: »Zuerst habe ich … gesehen, dann – mit geschlossenen Augen war da … in mir spürbar. Bei deiner Berührung habe ich … gefühlt. Jetzt fühle ich …«

13. Abschließend schauen Sie sich noch eine Weile still an und beenden dann die Übung mit folgenden Worten: Der eine beginnt mit »Ich sehe dich!« und der andere antwortet »Und ich bin da!« Danach ist die andere Person an der Reihe. Wenn es den Impuls gibt, diese Sätze auch in umgekehrter Reihenfolge noch einmal auszusprechen, nehmen Sie ihn gern auf.

In dieser intensiven Kontaktübung offenbaren sich viele Punkte, an denen in Ihrer Partnerschaft oft Missverständnisse in Kontakt und Kommunikation entstehen können. Die amerikanische Sexualtherapeutin Betty Martin hat ein Modell namens »Rad des Konsens« (im Original: »Wheel of Consent«) entwickelt, das sehr anschaulich macht, an welchen Punkten von Begegnung und Berührung wir häufig aneinander vorbeiagieren.

Wie in der Übung sichtbar und erlebbar wird: Wenn nicht klar ist, ob Sie etwa Ihrem Partner »zuliebe« handeln oder nur für sich beziehungsweise aus Ihrem Impuls heraus, dann kann Ihr Gegenüber Sie leicht missverstehen. Oder der Partner fühlt sich nicht gemeint und gesehen oder gehört, obwohl Sie selbst doch glauben, es nur für ihn getan zu haben.

Deshalb ist es sehr hilfreich, sich in der Partnerschaft und in der intimen Begegnung von Zeit zu Zeit zu fragen:

- Was möchte ich mit meinen Worten oder mit meiner Berührung bewirken?
- Sind meine Worte/Berührungen für den anderen gedacht? Oder dienen sie mir? Oder benutze ich mein Gegenüber versteckt für unbewusste innere Zwecke?
- Berühre ich meinen Partner, weil ich es so möchte? Oder weil ich glaube, er/sie möchte so berührt werden?

Im Zweifelsfall ist es immer sinnvoller, sich zu trauen und nachzufragen, wie Ihre Berührung ankommt, oder zu sagen, wie sie gemeint war, als den anderen im Unklaren und Rätsel raten zu lassen. Offene sowie mutige Kommunikation zu lernen, ist eine der befreiendsten Entwicklungen des partnerschaftlichen Prozesses. Ebenso wie immer wieder über den eigenen Schatten der Angst vor Verletzung zu springen.

Was möchte ich mit meinen
Worten oder mit meiner
Berührung bewirken?

Sind meine Worte und Berührungen
für den anderen gedacht?
Oder dienen sie mir?

Berührbarkeit & lebendige Intimität – von Schweiß, Tränen und anderen Säften

Neben dem Mehr an Lust geht es immer auch darum, die Berührbarkeit auf den kompletten Alltag auszudehnen. Damit Ihre Beziehung auch die nächste potenzielle Krise überstehen kann. Ein Plädoyer für mehr Intimität – keineswegs nur auf der sexuellen Ebene. Offene Gespräche und das Teilen Ihrer Wünsche und Erfahrungen sind ebenso Teil des alltäglichen Lebens wie ein ehrliches und liebevolles »Nein«. Oder wie die Möglichkeit, den Partner mit seiner anderen Meinung anzunehmen und sie ihm/ihr zu lassen. Harmonie bedeutet nämlich nicht, immer einer Meinung zu sein und dasselbe im Sinn oder Lust zum selben zu haben. In der griechischen Mythologie findet sich hierzu eine für manche verblüffende Information: Harmonika, die Göttin der Eintracht, ist tatsächlich die Tochter von Ares, dem Gott des Krieges, Massakers und Blutbades, und von Aphrodite, der Göttin der Liebe und Schönheit. Demzufolge entsteht Harmonie erst aus der Vereinigung, der Verschmelzung dieser beiden scheinbar unvereinbaren Extreme, nicht aus Vermeidung und Umgehung.

Wollen Sie recht haben oder zusammen sein?

Fragen Sie sich also immer wieder einmal, ob Sie Konflikte vermeiden, oder ob Sie in Momenten, in denen keine Einigkeit herrscht, in der Lage sind, den Partner sein zu lassen – um ihm dennoch in Liebe nah zu bleiben. Pochen Sie stattdessen vehement auf Ihr Recht? Halten Sie so die gefühlte Trennung aufrecht und verhindern Sie die Nähe in Liebe? Manchmal ist es kein inhaltliches »Ich will das so und habe recht!«, sondern ein grundlegendes »Ich will es so, wie ich es will!«, das wir erst nach und nach erkennen. Dieses und ähnliche Reaktionsmuster erschweren eine liebevolle Verbindung und ehrliche Nähe, die den anderen achtet. Sie halten einen inneren Widerstand und somit ein inneres Gefühl des Getrenntseins aufrecht, statt ein Erleben von Verbundenheit im Herzen zu ermöglichen. Gleichzeitig schaffen Sie ein Gegeneinander und Distanz in Ihrer Begegnung. Oft zeigt sich die

Schieflage, die aus einer solchen, in der Regel erfolgreich kultivierten »Kampfhaltung« resultiert, als Erstes in der fehlenden Intimität und Nähe im Alltag. Viele Paare realisieren erst dann, wie weit sie sich voneinander bereits entfernt haben, wenn es im Bett mit dem Sex nicht mehr klappt. Manche nutzen die sexuelle Begegnung sogar als eine Art Beschwichtigungsritual, um die Distanz zu »überdecken«, die ansonsten vorhanden ist.

Das Auflösen von Streitmustern braucht Zeit

Vielleicht erkennen Sie sich und Ihren Partner in einigen dieser Punkte wieder? Dann seien Sie sich bewusst, dass die Auflösung solcher Kommunikations- und Streitmuster viel ehrliche Eigenwahrnehmung, Geduld und einen langen Atem braucht. Beginnen Sie deshalb mit kleinen, einfachen und alltäglichen neuen Impulsen – parallel zur Betrachtung dessen, was Sie ändern möchten. Fragen Sie sich z.B.: Ist Ihr Begrüßungs- oder Gute-Nacht-Gruß (vielleicht auch -Kuss) zu einer Routine geworden, weil »wir das halt so machen/man das halt so macht«? Trauen Sie sich, Ihr Gefühl wieder wacher mit einzubeziehen. Spüren Sie z.B.: Was passiert in Ihnen, wenn Sie einmal keinen Begrüßungskuss geben oder bekommen? Fehlt Ihnen die Sicherheit der Routine? Oder merken Sie, dass Sie tatsächlich einen tiefen ehrlichen Wunsch nach diesem kurzen Moment der Nähe verspüren?

Kleine Berührungen schaffen Nähe

Kreieren Sie andere Momente der Nähe oder erneuern Sie gegebenenfalls den routinierten Ablauf alltäglicher Rituale. Fügen Sie neue und variable hinzu.

Entwickeln Sie gemeinsam eine
»Kultur der alltäglichen Nähe«, die auf
liebevoller und kreativer Freiheit basiert.

Kleine körperliche Berührungen im Alltag sind ein schöner Anfang, um mehr Bewusstheit für Intimität zu erlangen sowie für die liebevolle, körperliche Wertschätzung. Für einen kurzen Moment die Hand auf den Rücken oder die Hüfte des Partners zu legen, während Sie sich an ihm oder ihr vorbei zum Waschbecken bewegen. Eine leichte Berührung der Hand, wenn Ihr Partner beim Essen eine Anekdote aus dem Arbeitsalltag erzählt. Ein liebevoller, wertschätzender Blick, wenn der andere gerade aus der Dusche steigt. Unser Alltag bietet unzählige individuelle Möglichkeiten, bewusst und mit dem Herzen in einen nahen, intimen Kontakt und auch körperlichen Berührungskontakt mit dem Partner zu gehen.

Lassen Sie sich dabei nicht irritieren: Nicht jede liebevolle, intime Berührung ist auf Sex aus. Und nicht jede nahe Berührung muss erotisch oder gar sexuell stimulierend sein. Sie darf offen und liebevoll sein und natürlich auch erotisch. Doch nehmen Sie bewusst wahr, ob in Ihnen bereits der »alte Film angeht«, dass immer gleich das »gesamte sexuelle Programm« ablaufen muss, am besten inklusive »Orgasmuss«. Spüren Sie hinein, ob Ihr Partner sich von Ihnen aufgefordert oder »angeturnt« fühlt, obwohl Sie das gar nicht initiieren wollten. Werden Sie sich bewusst, ob Sie sich am Ende – vielleicht wie immer? – genötigt fühlen, mit einzusteigen. Ein Beispiel:

Unsere Erfahrung

Alma: Ein Paar kommt mit der Frage zu mir, warum es zwischen ihnen sexuell nicht mehr so flüssig läuft. Der Mann spürt viel sexuellen Druck und masturbiert mehrmals täglich, die Frau fühlt sich vermehrt unter Druck gesetzt, für »Sex bereitzustehen«, und ist oft lustlos. Im weiteren Gespräch berichtet sie, dass sie grundsätzlich schon oft Lust auf ihren Mann hat. Dass diese jedoch schlagartig verfliegt, wenn er sie beiläufig berührt. Sie hat den Eindruck »als wenn er immer mehr will« und keine Berührung mehr ohne »eindeutige Hintergedanken« passiert. Wenn sie sich ihm dann sogar kurz liebevoll zuwendet, nachdem er sie berührt hat, werte er es gleich als Einladung und Zustimmung. Er fasse ihr dann »unmittelbar an die Brüste oder den Po«, dadurch fühle sie sich benutzt und gedrängt. Ihre Aussage: »Es geht dann etwas in mir zu.«

Der Mann hört dies mit betroffenem Blick und stimmt dann zaghaft zu, dass das wohl so stimme. Im Verlauf weiterer Sitzungen berichtet er, wie er oft einen Druck fühle, viel Stress bei der Arbeit habe und Sex dann wie einen »Blitzableiter« nutze. Seine Frau beschreibt, dass sie das sehr wohl wahrnimmt und ihrem Mann »zuliebe« oft nicht »Nein« sagt, obwohl sie sich eine ganz andere Sexualität wünscht. Sie sehnt sich nach viel Zeit und Zärtlichkeit, nach absichtslosen Berührungen und Nähe im Alltag, ohne dass gleich in das »Bett-Muster« verfallen wird.

In der differenzierten Aufarbeitung der individuellen Themen – in Einzel- und in Paarsitzungen – begegnen beide ihren Selbstwertthemen, Ängsten und dem Leistungsdruck. Damit ergibt sich wieder Raum für eine neue, gemeinsam gelebte Sexualität. Das Paar beginnt, sich mit viel Zeit zu »daten«. Sie gestalten den gemeinsamen sexuellen und intimen Raum liebevoll und mit mehr Bewusstheit. Der Mann überdenkt seine ambitionierte Arbeitseinstellung und gibt Aufgaben ab. Die Frau lernt, ihre Bedürfnisse und Wünsche unmittelbar zu kommunizieren. Beide werden sich bewusst, dass erst die Auseinandersetzung mit ihren individuellen Themen die Möglichkeit schafft, einen neuen gemeinsamen Weg zu finden.

In diesem Beispiel zeigt sich, wie missverständlich unser alltägliches Verhalten gegenüber dem Partner sein kann, wenn wir uns unserer eigenen Reaktionsmuster und ihrer Ursachen nicht bewusst sind, und wenn wir Sex unachtsam zur Regulation nutzen, z. B. von Stress. Beobachten und erforschen Sie also immer wieder und immer weiter Ihr eigenes Fühlen, Wahrnehmen sowie das Handeln, das daraus entspringt. Genau das bedeutet es, achtsam und »im Moment bewusst« zu sein. Es ist viel mehr als nur eine Methode, um »besseren Sex zu haben«. Es handelt sich vielmehr um eine grundlegende Änderung Ihres Blicks auf sich und Ihr Gegenüber.

Innere und äußere Widerstände

Auch auf körperlicher Ebene zeigt sich oft ein Widerstand. Ja, manchmal entsteht durch innere Widerstände so etwas wie ein Gefühl von körperlicher Ablehnung und sogar Ekel. Die Angst, nicht alles kontrollieren zu können und unserer Unsicherheit und Verletzlichkeit ausgeliefert zu sein, lässt uns all das übermäßig intensiv wahrnehmen, was an unserem Partner scheinbar unperfekt ist. So z. B. Geräusche oder Gerüche, die der Partner produziert, manchmal auch sein/ihr Schweiß, die Körperbehaarung oder sexuelle Körperflüssigkeiten wie Vaginalsekret und Ejakulat. Um die direkte Begegnung mit alledem machen viele immer wieder einen Bogen, trotz scheinbarer sexueller Offenheit. Weil es ihnen im wahrsten Sinne des Wortes »zu nah geht«. Sie befürchten, den »unangenehmen« und »unsauberen« Seiten ihres Partners zu begegnen und von ihnen unliebsam berührt zu werden. Meist liegt dem eine tiefe Ablehnung des eigenen »Unperfekten«, Menschlichen zugrunde. Der Partner dient dann in der Regel nur als Projektionsfläche. Hier ist therapeutische Unterstützung ratsam, da die Thematik sehr vielschichtig ist.

Achtsam zu sein ist immer
entwicklungs- und ausbaufähig.

Auch »Unangenehmes« gehört dazu

In der Intimität offen für alle menschlichen Regungen zu sein, also für all das, was wir mit unseren Sinnen beim Gegenüber wahrnehmen, kann unsere verstecktesten Dämonen sichtbar werden lassen. Deshalb wünschen sich viele Menschen eine körperliche und intime Begegnung, die fast »clean« ist, um nicht in unkontrollierbare Bereiche vorzudringen. Wir neigen dazu, immer nach dem »Angenehmen« zu suchen. Darüber vergessen wir, dass das Menschsein und das Leben an sich eine Mischung aus allem ist, aus angenehmen und unangenehmen Dingen sowie allem dazwischen. Und eben unberechenbar und lebendig. Wir versuchen, für uns Unangenehmes nach Möglichkeit zu vermeiden. Dabei bauen wir nicht selten eine Mauer aus Widerständen gegen die Unberechenbarkeit des Lebens auf und errichten einen idealisierten störungsfreien Raum in uns. Alles (!), was das Leben mit sich bringt, anzunehmen und in uns willkommen zu heißen, ist eine große Herausforderung, und dies Schritt für Schritt zu lernen, eine große Bereicherung.

Jeder von uns hat andere Vorlieben, Abneigungen und eine von diesen Erfahrungen geprägte Wahrnehmung. Was für den einen angenehm ist, das kann für den anderen unangenehm sein. Was dem einen gefällt, ist dem anderen ein No-Go. Erlauben Sie sich auch hier, sich selbst zu hinterfragen. Lassen Sie sich durch mögliche Widerstände nicht davon abbringen, berührbar und offen zu bleiben.

Unsere Erfahrung

Alma: Ich erinnere mich noch gut an eine Begebenheit in einem Seminar. Bei diesen Profiseminaren, in denen es um viel Nähe und Körperkontakt geht, ist Körperpflege natürlich stets ein wesentliches Thema. Im Seminarraum stehen oft Schälchen mit Pfefferminzdragees bereit – für das gute Gefühl und für schnelle Atemfrische. Ich bin – ich gebe es hier offen zu – überhaupt kein Fan von Pfefferminz. Insbesondere eventuelle menschliche Gerüche, die mit Minze oder anderem Duft »überlagert« werden, sind für mich eine echte Herausforderung. In vielen Massagebegegnungen habe ich diesen Minzegeruch mit Widerstand hingenommen, weil ich dachte, ich sei »empfindlich« und »stelle mich an«.

Als ich nun in diesem Seminar erneut in eine Begegnung ging, hielt meine Massagepartnerin kurz inne und sagte: »Warte mal, ich hole mir gerade noch ein Pfefferminzbonbon!« Ich atmete tief ein und aus, fasste sie am Arm und wagte es: »Für mich musst du das nicht machen! Ehrlich gesagt mag ich Pfefferminz noch weniger als so manchen menschlichen Geruch.« Erstaunt schaute sie mich an und sagte dann: »Super! Ich mag eigentlich auch gar keine Pfefferminzbonbons ...!« Wir grinsten uns an und hatten danach eine wunderbare Massageeinheit – ganz ohne Pfefferminz. Ich habe hier noch einmal gelernt, dass es gut ist, mich berühren zu lassen und meine Empfindungen – egal wie eigen sie sein mögen – auszudrücken.

Auf diese Weise entsteht nicht immer Konsens, so wie in diesem Beispiel. Aber doch die Möglichkeit, meiner eigenen Empfindung mit Offenheit zu begegnen. In den folgenden Massagen war mein innerer Widerstand deutlich geringer – ich konnte mich dem So-Sein meines Gegenübers öffnen, unbeeinflusster und ungestörter sein. Mir persönlich ist sogar oft der eigene Geruch eines Menschen lieber, denn er sagt meiner Nase sehr viel über den grundlegenden oder derzeitigen Gemütszustand meines Gegenübers. Wenn der körpereigene, situationsbedingte Geruch durch viele oder intensive Duftnoten verfälscht oder überdeckt wird, dann ist mein Sensorium meist irritiert. Es erhält nur eine uneindeutige Information über den Menschen, mit dem ich gerade arbeite.

Fragen Sie sich also, ob Sie den Mut aufbringen können, all den Dingen offen zu begegnen, die Sie an Ihrem Partner stören, ärgern oder sogar abstoßen. Und zu üben, sich diesen Aspekten immer wieder zu öffnen, sich davon berühren zu lassen und zu schauen: Welche Geschichte steckt hinter Ihrer eigenen Mauer aus Widerstand? Hier warten Mitgefühl und Berührbarkeit, Genuss und Sinnlichkeit darauf, entdeckt und gelebt zu werden.

Mit den Emotionen des anderen umgehen lernen

Ein weiterer Aspekt, der oft zu Irritation und Konflikt führt, sind emotionale Regungen Ihres Partners: Lachen, Weinen, fließende Tränen, scheinbare Teilnahmslosigkeit oder ungewohnte Initiative etc. All dies kann ein Ausdruck von Offenheit und Berührbarkeit, von Veränderung und Lebendigkeit sein. Fragen Sie Ihren Partner mit liebevollem Interesse danach und horchen Sie in sich hinein, was diese Regungen möglicherweise in Ihnen selbst sichtbar werden lassen. Schwingen Sie mit und können Sie so Ihrem Partner folgen, oder wird Ihre Verunsicherung getriggert, und Sie ahnen, dass Sie ungeduldig und genervt reagieren könnten? Was zeigt sich in Ihnen, wenn Sie offen bleiben und sich berühren lassen? Bleiben Sie bei sich, halten Sie gegebenenfalls inne. Spüren Sie in sich hinein, was Sie bewegt, bevor Sie im Affekt wie gewohnt mit Peinlich-berührt-Sein, Schuldzuweisungen, Beleidigt-Sein oder Ähnlichem reagieren.

Hiermit beginnt Ihre wunderbare Reise zu sich selbst. Immer wieder kann jeder von uns sich selbst neu entdecken in dieser Begegnung. In der Offenheit hat alles einen Raum, willkommen zu sein. Dies ist ein mutiger Schritt in eine offene und freie, intime Begegnung voller Liebe.

Was ist mein Antrieb
(der Sinn, die Vision)
in meinen Beziehungen?

Was ist unser gemeinsamer
Antrieb in unserer Beziehung?

13 Gemeinsam mutig sein: (lustvolle) Visionen verwirklichen

Einen gemeinsamen Sinn in der Paarbeziehung finden

Achtsame Modelle sind die Basis für ein glückliches Leben – und auch für glückliche Beziehungen. Doch was stiftet gemeinsam Sinn? Wie kann ein Paar daraus Visionen entwickeln und auch verwirklichen? Lassen Sie uns den Weg hin zu mehr gemeinsamer Selbstverwirklichung betrachten. Egal ob im Berufsleben, im Rahmen einer persönlichen Berufung oder im Kreis der Familie: Wir sind immer dann glücklich und erfüllt, wenn wir in unserem Handeln einen Sinn sehen. Wenn wir also das, was aus diesen Handlungen entsteht, für uns selbst genießen und es gleichzeitig weitergeben können. Egal ob wir unseren Kindern zu einem selbstbestimmten Leben verhelfen oder in einer ehrenamtlichen Tätigkeit aufgehen: Was wir mit echter Leidenschaft verfolgen, das ist nicht nur besonders authentisch, sondern auch sinnvoll. Was stiftet Sinn? Was stiftet gemeinsam Sinn? Diese Frage stellt sich erst recht in einer Beziehung.

Die Liebesvision

Und doch vergessen wir sie oft, unsere Liebesvision als Paar. Sie geht verloren im Alltag, der sich einschleicht. Zwischen Wäschewaschen, den kleinen und großen Zankereien, den Eifersüchteleien, der Kindererziehung, der Pflege von Angehörigen und dem Arbeitsleben. Was ist Ihr gemeinsamer Sinn als Paar? Und wir meinen in diesem Fall nicht den Sinn, Kinder zu bekommen oder zu erziehen. Eine Familie zu gründen ist eine eigene Vision für sich, die sehr erfüllend sein kann. Und doch gibt es nicht wenige Paare, die darüber ihre ureigenen Bedürfnisse völlig vergessen oder sie dem unterordnen. Dann sind die

Kinder halbwegs aus dem Haus, das sinnstiftende Element geht seine eigenen Wege, es macht sich Leere breit – oder die Scheidungsanwälte haben gut zu tun. Es geht in diesem Kapitel also darum, was Ihr Antrieb als Mann und Frau (oder in jeder anderen Konstellation) in Ihrer Beziehung ist. Und nicht in Ihrer Rolle als Vater, Mutter, Sohn, Tochter etc. Denn wir verstricken uns nicht nur in der klassischen Kindererziehung und vernachlässigen dabei die Partnerschaft, sondern auch in unzähligen anderen Projekten oder Rollen. Von daher ist die Visionssuche für Paare, die keine Kinder haben oder planen, mindestens genauso wichtig. Stellen Sie sich also die Frage: Wer bin ich als Mann oder als Frau? Ganz ohne das vielleicht bisher gelebte Rollenverständnis.

Selbstverwirklichung – allein und zu zweit

Bei dieser Suche geht es darum, dass Sie sich selbst verwirklichen – allein und gemeinsam. Damit dehnen Sie die Selbstliebe aus Kapitel 6 auf gemeinsame Projekte aus. Denn auch Paare tappen gern in die Falle, dass sie ihrem Bund zu wenig Aufmerksamkeit und damit zu wenig Beziehungsselbstliebe schenken. Das Schaffen gemeinsamer Visionen setzt voraus, dass Sie gegenseitig Ihre Bedürfnisse und Träume kennen. Sollte das noch nicht der Fall sein (keine Sorge, sehr viele Paare beschäftigen sich nur recht oberflächlich mit dieser Frage und wissen recht wenig voneinander), dann lesen Sie sich noch einmal gut die Kapitel 2 und 8 durch. Erarbeiten Sie eine kleine Liste, zunächst jeder für sich: Was bedeutet für Sie persönlich Beziehung? Was macht eine erfüllte Partnerschaft aus? Welche Ziele und auch Wünsche lassen sich daraus ableiten? Danach gleichen Sie ab, wo es Gemeinsamkeiten gibt. Das ist der erste Schritt hin zur Erstellung Ihrer gemeinsamen Liebesvision.

Rekapitulieren Sie regelmäßig, wenn Sie später an den daraus resultierenden Aufgaben arbeiten: Was läuft gut, was möchten Sie noch verändern, welche neuen Ideen ergeben sich? Planen Sie diese wichtige Zeit von vornherein mit ein. Manche Paare setzen sich in einem festen Turnus – etwa alle drei Monate – zusammen, um den Stand ihrer Vision zu ergründen. Ein regelmäßiger Partnerschafts-Retreat – eine Auszeit als Paar, in der man die Partnerschaft betrachten, Bestehendes bestätigen oder erneuern und gegebenenfalls neue Ideen und Impulse aufgreifen kann – ist eine wunderbare Möglichkeit, den Blick zu klären und die gemeinsame Vision zu erneuern und zu feiern. Das kommt Ihnen übertrieben vor? Warum sind Sie dann im beruflichen Kontext deutlich zielstrebiger, wenn es um die Erfolgsmessung geht? Es versteht sich von selbst, dass in Ihr privates Projekt mindestens so viel Aufmerksamkeit fließen sollte wie in Ihre berufliche Karriere oder in sonstige Verpflichtungen. Alles andere wird nicht zu einer erfüllten Beziehung führen, die in Ihrem Sinn verläuft. Bei dieser Suche nach Gemeinsamkeiten gilt folgende Regel: Zunächst ist jeder Wunsch erlaubt. Seien Sie also maximal ehrlich und kreativ, ohne sich gleich zu überlegen, was alles aus welchen Gründen nicht funktionieren könnte, und auch ohne sich gleich darüber Gedanken zu machen, in welchen Fällen Ihr Partner ein Veto einlegen wird. In einem zweiten Schritt können Sie immer noch zu zweit überlegen, was sich wie realisieren lässt, wo Kompromisse möglich sind oder welche Vision in dieser Form (noch) nicht erfüllt werden kann – zumindest nicht gemeinsam.

Wie bereits erwähnt: Wenn wir dem anderen uns und unsere intimen Wünsche nicht offen zeigen – egal ob sie sexueller Natur sind oder nicht –, dann kann keine echte Nähe entstehen. Und auch keine gemeinsame Vision. Sie sind sich noch unsicher, welche gemeinsamen Projekte gemeint sind? Oder was für Liebesvisionen sich hieraus ergeben? Hier einige Beispiele, wie die Punkte einer solchen Liste aussehen können:

Die Sinnfrage: Sicherlich haben Sie sich folgende Fragen schon einmal allein gestellt: Warum leben wir? Und welche Rolle hat das Leben für uns vorgesehen? Was kann unser Beitrag in der Gesellschaft sein? Wie wäre es, gemeinsam Antworten zu finden?

Initiative zeigen: Allein aus der Beantwortung der Sinnfrage ergeben sich viele neue Projekte. Wie werden daraus konkrete Visionen? Je nachdem, wie Ihre Antworten aussehen, könnten Sie gemeinsam einen Verein, einen Interessensstammtisch, eine Bürgerinitiative oder eine kleine Spendenorganisation gründen. Sie können politisch aktiv werden, eine Patenschaft übernehmen, zusammen ein Buch schreiben, Kunst verwirklichen, ehrenamtlich unterrichten, zu zweit etwas lernen/studieren oder Ihre Achtsamkeitserfahrungen als Liebespaar weitergeben. Ebenso können Sie einfach nur das Leben in vollen Zügen genießen und auch damit andere inspirieren. Nicht nur allein, sondern auch als Paar haben Sie Talente und Ideen, die einzigartig sind. All das wirkt nach außen, aber genauso in Ihre Beziehung hinein. Sie werden den Unterschied spüren.

Eingefahrene Strukturen aufbrechen: »Wir reservieren uns zweimal in der Woche einen Abend. Da unternehmen wir etwas außerhalb unserer vier Wände, das unseren normalen Gewohnheiten entgegensteht, das wir nicht kennen oder das wir bislang vermieden/ belächelt haben. Mal darf der eine einen solchen Abend planen, dann der andere.« So könnte ein konkreter Wunsch formuliert sein, der vermeidet, dass sich Ihr Leben in Grauschattierungen abspielt, oder dass Sie sich den Kick anderweitig holen.

Gemeinsam loslassen: Eine Alternative zur eben genannten Idee: Einmal in der Woche unternehmen Sie zusammen etwas Neues, ein anderes Mal jeder für sich. Beziehungsarbeit hat keineswegs nur etwas damit zu tun, die gemeinsame Zeit intensiver zu gestalten. Manche Menschen in Beziehung sind völlig überfordert damit, wenn sie plötzlich Zeit für sich allein haben. Ein klares Merkmal dafür, dass hier Muster von Abhängigkeit wirken oder von zu wenig Selbstliebe. Wer sich nicht selbst verwirklichen kann, der hat oft auch keine Visionen für die Beziehung. Zumindest keine, die über ein Festhalten am Status quo hinausgehen.

Interessen verwirklichen: Die Frau wünscht sich mehr Kultur, der Mann hasst Museumsbesuche? »Er« will gemeinsam in den Bergen wandern, »Sie« bekommt schon beim Gedanken daran schlechte Laune? Eine Möglichkeit ist es, dass jeder für den anderen seine Komfortzone verlässt. Von den neuen Erfahrungen profitieren beide. Doch zumindest für einige Ihrer Wünsche ist noch ein anderer Weg denkbar, der das gemeinsame Loslassen fördert: Sie sucht sich eine Kulturfreundin oder – mutiger – einen platonischen Kulturfreund, er eine Wandergruppe beziehungsweise eine Wanderfreundin. Weiterführend hierzu der nachfolgende Abschnitt »Die Beziehung öffnen«.

Die wilden Zeiten zurückbringen: Sie beide vermissen die wilden Knutschereien der Anfangszeit, die verbotenen Nächte im Freibad, die Discobesuche oder den spontanen Trip nach Paris, bei dem Sie sich ineinander verliebt haben? Wir alle kennen solche Ausnahmezustände aus den Kitschliebesfilmen bei Netflix & Co. Nicht wenige Frauen leben ihre Träume virtuell in den Geschichten der Frauenzeitschriften oder in Groschenromanen aus, die Männer eher im heimlichen Gucken von Pornos. Wann fangen wir endlich an, wieder gemeinsam wild zu werden? Wenn Sie Kinder haben, dann lesen Sie ihnen »Pippi Langstrumpf« vor und fragen Sie sich gleichzeitig, wie Sie wieder mehr »Anarchie« in Ihr eigenes Leben bringen.

Wie auch immer das Ergebnis Ihrer Überlegungen bezüglich des gemeinsamen Sinns aussehen mag: Sie sollten sich aktiv und gemeinsam für diese Vision entscheiden. Und damit für die Veränderung, die mit einer solchen Vision einhergehen kann oder die notwendig ist. Sonst bleiben all die guten Vorsätze nur Lippenbekenntnisse. Prüfen Sie also in regelmäßigen Abständen, wie weit es mit der Umsetzung klappt und was eventuell noch fehlt. Dabei können unterschiedliche Ideen und Dynamiken der Partner auftauchen. Es ist kein Hinderungsgrund für ein liebevolles Zusammensein und gemeinsam erlebte Intimität und Sexualität, wenn man sich nicht »harmonisch« immer dasselbe wie der Partner wünscht. Seien Sie hier genau, schauen Sie zuerst nach dem kleinsten gemeinsamen Nenner.

Mit kleinen Veränderungen im Alltag beginnen

Es fällt Ihnen schwer, gleich in der Kategorie gemeinsamer Visionen zu denken? Dann fangen Sie zunächst bei Ihrem Alltagsleben an. In der Praxis formulieren Paare etwa oft den Wunsch »mehr freie Zeit zusammen zu verbringen«. Und da kann eine neue Offenheit für unterschiedliche Ideen sehr hilfreich sein. Ein fiktives Beispiel: Der Mann wünscht sich, »dass meine Frau mal mit mir auf dem Sofa Fußball guckt«. Die Frau rollt in der Regel voller Widerstand die Augen und fühlt sich nicht gesehen. Die Aufgabe wäre dann, dass sie sich öffnet und sich darauf einlässt. Vielleicht stellt sie dabei fest, dass sie auch händchenhaltend und kuschelnd Fußball gucken kann – und dabei die Nähe erlebt, die sie sich immer von ihrem Mann wünscht. Der Mann ist überglücklich, weil er etwas mit seiner Frau teilen kann, was für ihn erfüllend ist, und er lässt sich gern auf die Kuschelnähe ein. Beide erzählen hinterher, wie schön der gemeinsame Samstagnachmittag auf dem Sofa war.

Das mag im Beispiel banal klingen, doch es ist eine klassische Win-win-Situation, die lange nur durch alteingefahrene Widerstände verhindert wurde. Wenn Sie in derlei gemeinschaftlicher Planung sicherer geworden sind, dann können Sie sich entspannter auf die Suche nach übergeordneten Zielen machen.

Die Beziehung öffnen

Wir werden immer wieder einmal gefragt, ob es neuen Schwung in die Beziehung bringt, sie zu öffnen. Also hin zu neuen Liebes- und/ oder Sexualpartnern, die man gemeinsam als Paar kennenlernt oder jeder für sich allein – quasi mit Erlaubnis und Wissen des anderen. Gleichzeitig begegnen wir Paaren, die sich gegenseitig deutlich mehr erlauben, als man es von konventionellen Partnerschaften gewohnt ist. Die Bandbreite reicht dabei von gemeinsamen Clubbesuchen über das verabredete Zulassen von Seitensprüngen unter bestimmten Rahmenbedingungen bis hin zu polyamoren Lebensmodellen. Bei Letzteren wird die Liebesbeziehung dauerhaft auf drei oder mehr Personen ausgedehnt. Und zwischen diesen Optionen gibt es unzählige Mischformen.

Gegenseitiger Freiraum im Kleinen

Dabei muss es nicht immer gleich die Öffnung sein, um mehr Freiraum in die Liebesbeziehung zu bringen. So gibt es Paare, denen es ausreicht, sich bewusst getrennte Wohnungen zu suchen. Oder eine gemeinsame zusätzliche Wohnmöglichkeit, etwa neben dem Familienhaus. Damit behält jeder seinen Rückzugsort – und kann ab und an nach seinem ganz eigenen Rhythmus leben. Regelmäßige kleine Auszeiten vom gemeinsamen Alltag helfen Ihnen nicht nur, wenn Sie die symbiotische Beziehung erdrückt oder wenn das Zusammenleben zu ständigen Konflikten um Dinge führt, die nicht wirklich existenziell sind. Sondern auch dann, wenn Sie eher der »Kümmerer« in der Partnerschaft sind (oder sich dazu machen). Denn die Auszeiten zwingen Sie quasi dazu, für sich selbst sorgen zu lernen.

Hinzu kommt: Im alltäglichen engen Umgang miteinander in eine sexuelle Spannung zu gelangen, das ist nicht immer einfach. Im Extremfall passiert es dann, dass ein Paar wie Bruder und Schwester lebt. Oder dass es – mit Kindern im Haus – nur noch im Modus »Vater und Mutter« funktioniert. Auch dann ist gegenseitiger Freiraum hilfreich, wie auch immer die konkrete Ausgestaltung aussehen mag, um sich danach wieder mehr als sexuelle Wesen begegnen zu können. Der Sexualtherapeut Ulrich Clement formuliert es in seinem Buch »Dynamik des Begehrens« wie folgt:

> *Das Spannungsverhältnis zwischen Bindung und Autonomie ist so etwas wie die Grundfigur aller menschlichen Beziehungen. Das gilt auch für die Sexualität. Es gehört zu den Daueraufgaben einer funktionierenden Beziehung, diese beiden Bedürfnisse auszugleichen.*

Sie sind der vollen Überzeugung, dass all die zuvor beschriebenen Modelle niemals für Sie infrage kommen? Vielleicht lesen Sie die nachfolgenden Abschnitte dennoch durch, und sei es nur als Inspiration für andere Freiheiten, die Sie Ihrem Partner gewähren. Wie viele gescheiterte Beziehungen würden wohl heute noch existieren, wenn sie zumindest über vergleichbare Möglichkeiten gesprochen hätten, statt gleich allein und heimlich loszulegen …

Falls Sie bereits der Versuchung erlegen sind und einen Seitensprung gewagt haben, dann stellen Sie sich folgende Frage: Was hat Ihnen das Erlebnis gebracht, das Sie in Ihrer Beziehung nicht finden? Also konkret: Was fehlt Ihnen in Ihrer Beziehung? Wir meinen diese Frage durchaus ernst, keineswegs als moralischen Zeigefinger. Im nächsten Schritt überlegen Sie, ob und wie sich diese Erfahrung auch in Ihre Partnerschaft einbringen lässt, und was Sie eventuell daran hindert, Ihren Wunsch nach mehr Freiheit zu äußern. Natürlich liegt dies meist in der Angst begründet, damit die Beziehung zu gefährden. Doch der Vertrauensbruch, der aus Ihrer Heimlichkeit entsteht, ist möglicherweise eine noch viel größere Gefahr.

Die Welt der offenen Beziehungen

Unsere Gesellschaft wird bunter, das gilt sowohl für die Liebe als auch für den Reigen im Bett. Oft geht eine solche Öffnung gut, oft auch nicht.

Es gibt drei klassische Szenarien (und noch viele andere individuelle) zum Einstieg in die weite Welt der offenen Beziehungen:

- Die Beziehung steht eh schon vor dem Aus, etwa durch aufgedeckte Affären und Fremd-Flirten. Die Öffnung ist der letzte Versuch, dennoch einen gemeinsamen Weg zu finden.
- Die Liebe und das Vertrauen sind nach wie vor präsent, aber die Lust auf den jeweils anderen hat bei beiden deutlich nachgelassen – sich dies gegenseitig einzugestehen ist alles andere als einfach. Doch die Ehrlichkeit kann Ihre Beziehung auf eine neue Ebene führen und hin zu alternativen Modellen, bei denen die Neugier durch gemeinsame Abenteuer befriedigt wird.
- Beide Partner haben längere konventionelle Partnerschaften hinter sich, die nach dem so weit verbreiteten Muster Honeymoon – Abkühlung – pragmatische Stagnation – Fremdgehen – Trennung abliefen. Nun wünschen sich beide einen Neuanfang, der diesen Kreislauf gar nicht erst in Gang setzt.

Die letzte Variante läuft ganz nach dem Motto: Wenn die meisten Beziehungen daran scheitern, dass der Mann und die Frau ihre Augen irgendwann rechts und links haben, wieso sollte man diese Tatsache dann nicht gleicht offiziell mit einbeziehen, um die Partnerschaft damit vielleicht sogar beständiger zu machen, als es im Modus der Exklusivität und der absoluten Treue gelingt? In diesem Zusammenhang ist übrigens das Vorurteil, dass Männer ihre Frauen eher betrügen als umgekehrt, längst durch diverse Studien widerlegt. Eigentlich logisch, schließlich gehören zum außerbeziehungsmäßigen Schäferstündchen ja immer zwei Personen.

Grundvoraussetzungen für ein offenes Modell

Es gibt einige Grundvoraussetzungen, damit ein offenes Modell die Chance hat, auf Dauer zu bestehen.

Auf Augenhöhe: Die Öffnung sollte aus einem gemeinsamen Wunsch heraus entstehen. Es braucht vielmehr sogar eine gemeinsame Vision: Was genau will das Paar mit der offenen Beziehung erreichen? Welche Bedürfnisse spielen dabei eine Rolle, die in der Monogamie nicht erfüllt werden? Hier müssen sich beide Beteiligten mit Themen auseinandersetzen, die mit Scham und Versagensängsten zu tun haben (z. B. »Warum ist mir die Sexualität mit anderen Partnern so wichtig?«, »Warum reicht mir meine Partnerin/mein Partner nicht aus?«). Eine wunderbare Vision für eine offene Beziehung könnte beispielsweise sein, die neuen Erfahrungen zu genießen und sich gleichzeitig für den anderen selbstlos zu freuen, wenn er von einer erfüllten Liebesnacht zurückkehrt – in dem Wissen, dass die gemeinsame Liebe dadurch nicht beeinträchtigt wird. An diesem Beispiel sehen Sie schon: Es ist ein recht langer und steiniger Weg, um solche idealtypischen polyamoren Modelle in die Realität umzusetzen. Offene Beziehungen sind wohl die herausforderndste Form von »gemeinsam mutig sein«. Wir kennen Paare, bei denen die Öffnung Bestand hat. Es ist faszinierend, ihren Geschichten – bestehend aus vielen Höhen und auch Tiefen – zuzuhören. Es gelingt nicht vielen Menschen, ein offenes Modell so konsequent zu leben.

Gemeinsame Regeln: Für ein Mehr an Freiheit braucht es gemeinsam aufgestellte Regeln. Sind nur Techtelmechtel erlaubt, die nicht im Bett enden oder zumindest nur unter bestimmten Bedingungen? Darf die Öffnung nur gemeinsam stattfinden, indem man beispielsweise ein anderes Paar oder eine Person für eine Dreierkonstellation sucht? Will der Partner jedes Detail wissen oder lieber nicht? Macht man geschützte Familienzeiten aus, in denen das Chatten oder Telefonieren mit weiteren Beteiligten tabu ist? Was ist mit den Themen Verhütung und Schutz vor Krankheiten? Paare, die es mit einer offenen Beziehung ernst meinen, legen derlei Regeln verbindlich fest. Idealerweise sogar schriftlich. Und sie sprechen in regelmäßigen Abständen über ihre Spielregeln: Was funktioniert gut, was weniger? Wo sollte etwas angepasst werden, wo wünscht sich einer der Partner ein anderes Vorgehen und zusätzliche Regeln? Man kann sich in einer offenen Beziehung langsam an neue Grenzen herantasten. Doch beim Ausmachen des Regelwerks fällt der Kompromiss im Zweifelsfall immer zugunsten der Person aus, die ein höheres Schutzbedürfnis hat. Alles andere würde auf Dauer nicht funktionieren.

Kommunikation: Eine offene Beziehung erfordert deutlich mehr Kommunikation und auch Diskussionen, als es in Partnerschaften eh schon der Fall ist. Transparenzmuffel, wortkarge Eigenbrötler und Emotionsphobiker werden mit einem offenen Beziehungsmodell keine Freude haben. Beziehung ist kein Status, sondern ein lebendiger Prozess, und damit manchmal auch »Arbeit« sowie Herausforderung. Wenn Sie diese Beziehungsarbeit bereits bisher gescheut haben, dann ist die offene Beziehung meist zum Scheitern verurteilt. Denn sie erfordert es, dass sich beide Beteiligten noch intensiver mit folgenden Fragen auseinandersetzen: Wie geht es mir, aber auch meinem Partner gerade? Was sind meine und seine Bedürfnisse? Macht uns, mich und ihn, unser Modell glücklich? Fühlt er oder sie sich von den Regeln abgehängt? Was geht mir selbst zu weit oder nicht weit genug? Sie können die fortlaufende Sorge um den Status der offenen Beziehung deutlich reduzieren, wenn beide Partner jederzeit und sehr offen ihre Gefühle und Bedürfnisse äußern. Das mag zu Beginn mühsam sein, doch es ist

reine Übungssache. Auch hierbei hilft Ihnen die Methode der Gewaltfreien Kommunikation aus Kapitel 2 (S. 39).

Gegenseitiges Vertrauen: »Offene Beziehung« und »Vertrauen« sind
keine Gegensätze, ganz im Gegenteil. Spannenderweise kann gerade
in einem offenen Modell das Vertrauen oft noch mehr wachsen als in
rein monogamen Partnerschaften. Insbesondere dann, wenn wir die
offene Beziehung mit der erwähnten Offenheit und Achtsamkeit
leben.

Vertrauen aufzubauen ist insbesondere bei Szenario eins schwierig,
das wir zu Beginn dieses Abschnitts skizziert haben (»Die Beziehung
stand schon vor dem Aus, durch aufgedeckte Affären und Fremd-
Flirten.«). Dann muss nicht nur die Art und Intensität, wie man miteinander kommuniziert, neu verhandelt werden, sondern es bedarf
generell einer schonungslosen Offenheit. Nur so besteht eine Chance,
dass die alten Wunden langsam heilen können und neues Vertrauen
wächst, dass der Partner im Falle eines bereits aufgedeckten Fremd-
gehens darauf vertrauen kann, dass dies nicht erneut vorkommt.
Zumindest nicht in seiner heimlichen, unabgesprochenen Variante.

Das Thema »offene Beziehung« kann in diesem Buch nur begrenzt behandelt werden. Falls Sie sich für das Modell interessieren, empfehlen
wir Ihnen die Bücher »Wie wir lieben: Vom Ende der Monogamie« von
Friedemann Karig oder »Treue ist auch keine Lösung« von Holger
Lendt und Lisa Fischbach. Beide beinhalten provokante Thesen. Aber
mit genau diesen sollten Sie sich beschäftigen, um überhaupt ein Konzept in Betracht zu ziehen, das in Richtung offene Beziehung geht. Unser Rat: Reden Sie mit Paaren, die Erfahrung mit offenen Beziehungen
haben oder die bewusst getrennte Lebensräume wählen. Alternativ
dazu befreunden Sie sich mit einem Paar etwa aus der polyamoren
Szene, von den passenden Stammtischen haben wir in Kapitel 11
(S. 178) berichtet.

Daneben gibt es Onlinebörsen, auf denen man Frauen, Männer und
Paare findet, die ihr Liebesleben offener gestalten wollen. Dies lässt
sich zunächst auch rein zum »Stöbern« nutzen: Welchen Weg gehen
hier andere? Wie stellen sie das an? Achten Sie auf seriöse Portale. Für

Deutschland, die Schweiz und Österreich gibt es etwa den Joyclub. Nehmen Sie es mit Humor, wenn Sie auf diesen Plattformen plötzlich das ach so brave Pärchen aus der Nachbarschaft entdecken – und von ihm entdeckt werden. Denken Sie immer daran, dass die Verbotsschranken »was darf ich und was darf ich nicht« heutzutage viel mehr in unseren Köpfen entstehen, als dass sie durch gesellschaftliche Normen vorgegeben wären.

Unsere Erfahrung

Michael: Ich selbst lebe seit einigen Jahren in einer offenen Beziehung, nach rein monogamen Langzeitpartnerschaften und einer klassischen Ehe. Wenn sich meine Partnerin etwa für mich freut, wenn ich anderen Frauen eine Tantramassage gebe oder ein entsprechendes Seminar halte, dann geht mein Herz auf. Umgekehrt war es für mich eine zunächst irritierende, aber dann sehr lehrreiche Erfahrung, sie in ihrer eigenen sexuellen Freiheit zu bestärken. Wir haben das offene Modell jedoch von Beginn an bewusst gewählt, weil wir eine Alternative zum Standard ausprobieren wollten. Und weil wir beide sehr neugierige und offene Menschen sind. So spielte bei uns das Thema Eifersucht nur eine untergeordnete Rolle.

14 In Liebe baden

Liebe ist ein viel strapaziertes Wort. Was wir Liebe nennen, ist oft nur ein kleiner Teil dessen, was wir in einer Partnerschaft erleben können. Mit Offenheit und Neugier findet man darin viele verborgene Schätze und die achtsame Intimität führt Sie dorthin. Zu einer Verbindung, die echte Nähe schafft und gemeinsame Werte. Damit spannen Sie den Bogen von der erfüllten Sexualität zu einer Liebesbeziehung, die lange halten kann. Weil Sie sich fortlaufend austauschen und weil Sie trotz der Beziehung »Sie selbst« bleiben dürfen. In den bisherigen Kapiteln haben wir viel über die Möglichkeiten einer erfüllteren und bewussteren sexuellen Begegnung und über die Wege zu ihr geschrieben. Was ist mit der Liebe, werden Sie sich vielleicht zwischendurch gefragt haben? Wir können – wissenschaftlich betrachtet – bis heute nicht sagen, wie genau Liebe »entsteht« oder wie Anziehung und Zuneigung zu Liebe erwachsen. Wir können nur sagen, dass sich mit ihr eine kraftvolle Energie zwischen Menschen entfaltet, die mit unserer Sexualität eng verbunden ist.

Manchmal beginnt eine Begegnung, Beziehung, Partnerschaft mit einem zarten und fragilen Moment, in dem das Herz wagt, sich zu öffnen, und der dem anderen einen Blick in unser Innerstes offenbart. Genau dann kann eine Verbindung in Liebe passieren. Liebe fließt, und nur dann, wenn ich mich öffne, ist der Weg frei für ein Überfließen und Zueinanderfließen. Für ein Loslösen vom Prinzip des Gebens und Nehmens, das immer wieder aufrechnet, vergleicht, dosiert und taktiert. Sie werden – unter anderem mithilfe der bisherigen Übungen – beide so mutig, sich zu zeigen und zu öffnen. Wenn es Ihnen Schritt für Schritt gelingt, mit Ihrem Potenzial, Ihrer Verletzlichkeit und mit Ihrem ganzen Herzen anwesend und präsent zu sein, dann kann sich die Liebe unendlich verströmen und zu einem Meer werden. Einem Meer, das Ihre Beziehung trägt und in dem Sie mit Ihrem Partner oder Ihrer Partnerin baden können.

Gelebte Liebe ist kein Hollywoodfilm

Dabei ist die gelebte Liebe nicht immer rosarot und rein, so wie in den Streifen aus Hollywood. Liebe wird im Alltag gelebt. Sie zeigt sich in den kleinen Dingen, in einfachen Gesten, im gemeinsamen Lachen und Weinen, und auch im Mut, sich dem anderen in seiner Verletzlichkeit und seiner Schwäche zu zeigen. Ebenso in Wut, Ärger und Verzweiflung. Solange Sie nicht versuchen, Ihren Partner für Ihren Unmut verantwortlich zu machen oder von ihm zu verlangen, er möge die Lösung für Ihr Problem finden oder gar selbst die Lösung sein, sind ein lebendiger und ungehinderter Austausch, ein Miteinander und ein Zusammenfließen möglich, das die Liebe jederzeit spürbar sein lässt. Leichtigkeit und Unverbissenheit stehen hier als wesentliche Merkmale dafür, dass Resonanz- und Schwingungsfähigkeit möglich sind und bleiben. Sobald es eng, »ernst« und »wichtig« wird, beginnen wir, uns auf eine »Mission« zu begeben. Dann verlieren wir die Offenheit und Spielfreude.

Solche Worte wie »eng« und »wichtig« sind gute Warnlampen dafür, dass wir im Begriff sind, uns festzubeißen. Dann stellen wir starre Regeln auf, formulieren neue No-Gos und schaffen möglicherweise erneut enge Strukturen, innerhalb derer wir uns nicht entfalten können. Oder wir begeben uns dauerhaft in einen Raum außerhalb unserer Möglichkeiten, der uns überfordert und uns viel Kraft kostet. Auch hier bleibt keine Chance für Entfaltung. Genauso wenig kann sich dann die Liebe entfalten oder sich in neuer Form zeigen. Wir können uns nur wiederholen, denn es ist die Quintessenz: Offenheit und echte Intimität – bis in die Tiefe unserer Verletzlichkeit hinein – sind eine gute Voraussetzung für eine erfüllte Partnerschaft. Sowohl auf körperlicher als auch auf emotionaler Ebene.

Liebe und Sexualität bedingen sich. Eine bewusste Sexualität lässt Ihre Körper miteinander verschmelzen. In solchen Momenten können wir gar nicht anders, als »in Liebe zu sein«. Wir lassen dann auch all das an eigenem Ballast hinter uns, das uns daran hindert, uns auf den Partner einzulassen. Etwa unsere Selbstzweifel oder unsere Ängste. Das mag Ihnen manchmal vielleicht nur für einen Augenblick gelingen. Doch dieser Augenblick ist etwas, auf dem sich aufbauen lässt. Mit neuen Visionen, wiederentdeckter Energie sowie neuen Ideen – für Ihr gemeinsames Verständnis von Intimität.

Ich und du – ein finaler Blick

Wie lässt sich das bisher Gelernte in Ihren Alltag integrieren? Was gibt Ihnen den nötigen Rahmen? Was inspiriert Sie dazu, Ihre gemeinsame Reise als Paar fortzuführen? Um einen Anfang zu finden, empfehlen wir Ihnen zunächst einige Startübungen, mit denen Sie sofort (!) beginnen können. Von der Meditationslehrerin Pema Chödrön stammt eine sehr simple Achtsamkeitsübung für jeden Tag mit dem Namen »Am Anfang und am Ende«. Hierbei nehmen Sie täglich einen Aspekt unter die Lupe, der Sie immer wieder herausfordert. Etwa morgens im Bett vor dem Aufstehen oder im Rahmen einer morgendlichen Meditation. Dabei üben Sie sich darin, dem dazugehörigen gewohnheitsmäßigen Gedankenmuster nicht zu folgen. Ein Beispiel: »Heute nehme ich mir vor, immer nur freundlich über mich selbst zu denken, und jedes Mal in Ruhe zu dieser Freundlichkeit zurückzukehren, wenn es mir doch nicht gelingt.« Oder: »Heute nehme ich mir vor, drei ruhige Atemzüge zu nehmen und zu schweigen, anstatt sofort aufzubrausen, wenn mich etwas ärgert.«

Auf diese Weise lernen Sie Häppchen für Häppchen, sich den Tag über bewusster wahrzunehmen – ohne sich gleich mit zu ambitionierten Zielen zu überfordern. Am Abend ziehen Sie ein Resümee: »Heute ist es mir zweimal gelungen, ruhig zu bleiben und zu fühlen, was mich so aufgebracht hat.« Oder: »Heute habe ich es nicht geschafft, mich selbst freundlich zu betrachten.« Seien Sie dabei offen und neutral. Ärgern Sie sich nicht, falls es Ihnen nicht gelungen ist, Ihren Fokus im Blick zu behalten. Freuen Sie sich stattdessen über Folgendes: Sie haben (vielleicht erstmals) bemerkt, dass oder wann Ihnen etwas nicht gelungen ist. Das ist der erste Schritt zu mehr Bewusstheit, hin zu einem liebevollen und mitfühlenden Blick auf sich selbst.

Übung: Die Spiegel-Übung

Eine weitere Übung, mit der Sie ebenfalls sofort starten können, ist die »Spiegel-Übung«. Beginnen Sie damit, sich bewusster anzuschauen, wann immer Sie in den Spiegel blicken. Was sehen Sie – abgesehen von den alltäglichen Kontrollaspekten wie »Wie sitzt die Frisur? Habe ich Ringe unter den Augen? Ist der Bart gerade gestutzt? Gibt es neue Falten?« etc. Fangen Sie an, Ihren Blick und wie Sie sich selbst wahrnehmen, langsam von Mal zu Mal zu verändern. Schauen Sie sich mutig in die Augen. Erlauben Sie sich zu erkennen, was Sie fühlen. »Ich sehe traurig aus. Jetzt ängstlich. Und jetzt lächle ich mich unsicher an.« Diese Übung ist sehr intensiv, obwohl sie so einfach erscheint. Sie hilft insbesondere dann, wenn Sie eine Distanz zu sich selbst und zu Ihren Gefühlen spüren.

Wagen Sie sich Schritt für Schritt auf sich zu. Auch für Menschen mit einer ausgeprägten Körperschamthematik ist diese Übung eine wunderbare Möglichkeit, sich etwa nackt im Spiegel zu betrachten. Vielleicht trauen Sie sich, besonders die Stellen Ihres Körpers liebevoll zu betrachten und/oder sogar liebevoll und zärtlich zu berühren, die Sie an sich nicht mögen. Achten Sie dabei auf Ihre bewertenden sowie verachtenden Gedanken – und bleiben Sie freundlich! So lernen Sie, Ihr Herz für sich selbst zu öffnen. Denn dann – erinnern Sie sich? – fallen Ihnen auch die Öffnung und die liebevollen Gefühle für den Partner leichter. Sollten Sie bei der Selbstbetrachtung an vehemente emotionale Widerstände und Grenzen stoßen, dann suchen Sie nach therapeutischer Unterstützung. Manche tiefgreifenden Prozesse lassen sich einfacher in regelmäßiger, authentischer und individueller Begleitung durchwandern.

Das »Lust-Tagebuch«

Vielleicht beginnen Sie – parallel zu Ihren Übungen – damit, ein individuelles oder auch ein gemeinsames »Lust-Tagebuch« zu führen. Darin ist Platz für all das, was Ihnen an Lustvollem im Alltag begegnet (Empfindungen, Wahrnehmungen, Gedanken, Ideen, Träume, Bilder etc.) und was Ihnen so bemerkenswert erscheint, dass Sie es zumindest vorübergehend festhalten möchten. Zu erleben, dass wir sexuelle Wesen sind und uns unser Sexuell-Sein überall im Alltag begegnet und begleitet, ist ein wunderbarer Weg, in unserer Intimität die Natürlichkeit wiederzufinden und zu erwecken. Dann werden zukünftige Übungen und auch der Mut für Neues auf eine natürliche Grundlage gestellt, was einen unbefangenen Zugang deutlich erleichtert. Machen Sie für all diese kleinen alltäglichen Übungen ein festes »Date« mit sich selbst aus, vielleicht auch für die Verabredungen mit sich zum Solo-Sex. Halten Sie diese Dates bewusst im Status einer Verabredung fest, klar und fix in Ihrem Kalender. Geben Sie sie ebenso wenig leichtfertig auf oder sagen sie ab wie ein Treffen im beruflichen Rahmen oder mit Freunden und Verwandten. Seien Sie ebenso verbindlich mit sich, wie Sie es mit anderen sind. Das unterstützt die Entwicklung Ihres Selbstwertgefühls und Ihres Selbst-Bewusstseins.

Und wenn der andere nicht mitzieht?

Was ist, wenn Ihr Partner oder Ihre Partnerin nicht mitzieht? Vielleicht haben Sie sich diese Frage bereits während des Lesens der Kapitel zuvor gestellt, oder Ihr Partner/Ihre Partnerin hat auf die Erwähnung von bisherigen Inhalten und Übungen ablehnend reagiert. Lassen Sie sich nicht entmutigen! Sie können die meisten Schritte in diesem Buch zunächst auch für sich allein gehen. Sich und die eigene Sexualität kennenzulernen ist meist ein sehr inspirierender Prozess für alle Beteiligten. Partner, die zu Beginn skeptisch sind, werden in der Regel zunehmend neugierig. Denn die Veränderung Ihrer Haltung zu sich selbst wird nicht unbemerkt bleiben. Wenn Ihr Gegenüber ein echtes Interesse an Ihnen hat, dann wird er oder sie irgendwann nachfragen und sich ebenfalls auf den Weg machen – selbst wenn dieser anders aussehen kann als Ihr eigener. Falls nicht, dann bekommen Sie zumindest mehr Klarheit über die Situation in Ihrer Partnerschaft und können sie deutlicher reflektieren. Vielleicht befindet sich der Knoten an ganz anderer Stelle, als »im Bett«? Dann sollten Sie gemeinsam entscheiden, welchen Weg Sie einschlagen möchten und ob gegebenenfalls therapeutische Unterstützung sinnvoll ist.

Jeder von uns kann unabhängig von anderen Menschen und Umständen jederzeit mit Veränderung beginnen. Sexualität ist ein fortlaufender persönlicher Wandel. Ebenso wie sich die Liebe wandelt. Das heißt nicht zwangsläufig, dass die Liebe »weniger« wird, wenn sie sich bewegt.

Ein weiterer Hinweis für Ihren Weg, den Sie mit der Unterstützung durch unsere Inhalte gehen können: Muten Sie sich mit Ihrer Erotik, mit Ihrer Sinnlichkeit und Ihrer Liebe zu, sich selbst und Ihrem Partner. Es gibt kaum ein Übungsfeld, in dem Sie so sehr an sich wachsen können wie in einer Liebesbeziehung. Auch und gerade an den Gegensätzen. Sich selbst zu zeigen, so wie Sie Ihre Lust und Ihre Liebe am Leben entdecken, stärkt gleichzeitig die Selbstliebe und den Selbstwert. Staunen Sie wieder mehr, jeden Tag aufs Neue, ohne immer gleich zu bewerten und ohne schon ein festes Ziel vor Augen zu haben. Freuen Sie sich darüber, dass Ihre gemeinsame Reise nicht vorhersagbar ist.

Zusammenfassend die wichtigsten Schritte, die Sie unternehmen können, ob nun allein oder zu zweit.

Diese Schritte orientieren sich an der Reihenfolge der Kapitel in diesem Buch, falls Sie einzelne Aspekte noch einmal vertiefen oder die passenden Übungen erneut durchführen wollen:
- Reflektieren Sie, wie sich Ihre Lust in den vergangenen Jahren, in Ihrer Beziehung und davor jeweils entwickelt hat. Führen Sie diese Bestandsaufnahme fort.
- Fragen Sie sich, wie eine Liebesbeziehung und eine Sexualität aussehen sollten, die Sie auch die nächsten Jahre leben möchten. Und was auf dem Weg dahin noch entwickelt werden kann.

- Bauen Sie Ihre Kompetenzen in Richtung Achtsamkeit, (Paar-)Kommunikation, Berührung und Berührbarkeit aus. Es gibt genügend Angebote, die Sie dabei bei Bedarf unterstützen (Kapitel 5, S. 86).
- Fragen Sie sich ehrlich, wie es um Ihre Selbstliebe bestellt ist. Von Ihrem Herzen ausgehend, aber auch in Bezug auf Ihr körperliches Selbstbild, auf Ihr Sich-zeigen-Können und auf Ihre Sexualität. Schauen Sie sich Ihre persönlichen »Baustellen« genau an. Arbeiten Sie an ihnen, und dann kann es in die Beziehungsarbeit gehen.
- Lernen Sie Solo-Sex. Wenn Sie schon viel Solo-Sex haben, dann denken und erschaffen Sie ihn neu – mit Qualität statt mit Quantität.
- Schauen Sie sich an, ob und wie sehr Sie im »Orgas-muss« oder anderen Mustern festhängen. Tauschen Sie sich mit Ihrem Partner über intime Wünsche aus. Entwickeln Sie daraus einen neuen Liebesreigen, der sich immer wieder ändern darf und damit lebendig bleibt.
- Geben Sie sich eine Chance, die ungelebte sexuelle Energie zu entdecken, die in Ihnen schlummert, oder die noch mehr Zuwendung vertragen kann. Einige Leserinnen und Leser werden die energetischen Übungen zunächst übersprungen haben, weil sie auf den Rest neugierig waren, aus Bequemlichkeit oder weil Widerstände spürbar waren. Jetzt ist die Gelegenheit, die Übungen aus den Kapiteln 5 (S. 98) und 11 (S. 166) nachzuholen.
- Begeben Sie sich auf Visionssuche. Das mag unbequem sein, weil man zu Beginn vielleicht ratlos ist und fürchtet, dabei nicht viel zu entdecken. Die Visionssuche bringt uns zudem mit unangenehmen Themen in Kontakt, etwa mit der Endlichkeit unseres Seins in seiner jetzigen Form. Doch eine Liebe, die vielleicht eingeschlafen ist, braucht eine Vision. Wenn Sie es wagen, dann werden Sie gemeinsame Vorstellungen finden und sie angehen.

Und dann, zu guter Letzt und als Abrundung: Baden Sie in Liebe. Sie entdecken vielleicht nicht sofort den Amor oder die Aphrodite in Ihrem Gegenüber oder in sich selbst. Es wird auch nicht sofort alles »wieder gut«, wenn Sie damit beginnen, sich gemeinsam mit Ihrer Beziehung zu beschäftigen. Lernen Sie die kleinen Begegnungen im Alltag zu schätzen, in denen Ihnen Ihr Gegenüber mit neuer Achtsamkeit und mit Respekt begegnet. Es reicht vollkommen, wenn diese kleine

Bewusstheit zu Beginn darin besteht, dass Ihr Partner bemerkt, dass sich etwas verändert hat und dass Sie Neues wagen.

Lesen Sie sich jene Kapitel noch einmal durch, und machen Sie die Übungen noch einmal vertieft (oder erstmals gemeinsam), von denen Sie instinktiv wissen, dass da noch Luft nach oben ist. Der Weg zu einer glücklichen Beziehung bedeutet nichts anderes, als dass Sie lernen, Ihre Liebeskompetenz auszubauen. Genau mit den Schritten, die wir Ihnen eben noch einmal aufgezählt haben. Welche Neugierde, welche Vorlieben und Stärken entdecken Sie auf Ihrem Weg? Aber auch welche Potenziale? Und wie sieht es bei Ihrem Partner aus? Mit all dem lässt sich weiterforschen. Eigentlich müssten wir unsere Liebeskompetenz viel früher lernen, etwa in der Schule oder durch unser Elternhaus. Achtsame Sexualität als Schulfach statt anatomischer Aufklärung, das wäre doch ein Beginn. Doch es ist nie zu spät, sich genau diese Kompetenz anzueignen. Sie haben es selbst bewiesen, indem Sie dieses Buch in Ihren Händen halten. Wir haben eine Bitte: Tragen Sie das Wissen um die achtsame Sexualität und Liebe weiter, in welcher Form auch immer. Die Welt kann mehr davon gebrauchen.

Sie haben alles bereits in sich

Ein allerletzter Gedanke, bevor wir Sie auf Ihre ganz eigene Paar-Spielwiese der Liebe und der Sexualität entlassen, die nur bei Ihnen so aussieht und die einzigartig ist: Sie müssen nichts Neues entdecken oder sich hart erarbeiten, das im Außen zu finden ist und zu dem Sie noch nicht fähig oder bereit sind. Ein Grundgedanke, den alle Philosophien bewusster Lebensweisen gemeinsam haben, ist: Es ist bereits alles da, in Ihnen. Auch in Bezug auf Ihre Liebe und Ihre Sexualität ist bereits alles da und vorhanden, was Sie brauchen – in Ihnen. Sie dürfen Ihren Schatz entdecken, ihn heben und Ihren rohen Diamanten schleifen, damit sein Strahlen – das ebenfalls schon da ist – immer sichtbarer wird. In diesem Sinne wünschen wir Ihnen Freude beim Entdecken all der unzähligen Möglichkeiten, die das sinnliche Leben bietet, und die wir nur erfahren können, weil wir ein Bewusstsein haben. Ein Bewusstsein, das der Liebe und der Intimität Bedeutung verleiht. Gehen Sie achtsam und ebenso mutig mit diesem Geschenk um.

Service

Quellenverzeichnis

Assadi, Abdi: Schatten auf dem Pfad: Wie uns die Suche nach Erleuchtung hinters Licht führen kann, Bielefeld, Theseus Verlag 2011

Baer, Udo: Kreative Leibtherapie – Das Lehrbuch, Berlin, Semnos Verlag 2012

Baer, Udo, Frick-Baer, Gabriele & Costagliola, Rosalian: Das Große Verschwinden und die Ge-Wichtigkeit, Neukirchen-Vluyn, Verlag Affenkönig 2007

Bodenmann, Guy: Mit ganzem Herzen lieben, Ostfildern, Patmos Verlag 2021

Chödrön, Pema: Wenn alles zusammenbricht: Hilfestellung für schwierige Zeiten, München, Goldmann Verlag 2001

Chödrön, Pema: Den Sprung wagen: wie wir uns von destruktiven Gewohnheiten und Ängsten befreien, München, Goldmann Verlag 2012

Chödrön, Pema: Das Unwillkommene willkommen heißen, München, Arkana Verlag 2020

Clement, Ulrich: Dynamik des Begehrens: Systemische Sexualtherapie in der Praxis, Heidelberg, Carl-Auer Verlag 2021

Clement, Ulrich: Guter Sex trotz Liebe: Wege aus der verkehrsberuhigten Zone, Berlin, Ullstein Verlag 2015

Clement, Ulrich: Wenn Liebe fremd geht, Berlin, Ullstein 2010

Cremer, Yella & Samuel: Liebe würde Slow Sex machen, Hamburg, LoveBase Media 2019

Ford, Debbie: Schattenarbeit – Wachstum durch die Integration unserer dunklen Seite, München, Goldmann Verlag 2011

Fromm, Erich: Die Kunst des Liebens, Frankfurt am Main 1956

Govinda, Kalashatra: Chakra Praxisbuch: Spirituelle Übungen für Gesundheit, Harmonie und innere Kraft, München, Goldmann Verlag 2006

Kabat-Zinn, Jon: Im Alltag Ruhe finden: Meditationen für ein gelassenes Leben, München, Knaur MensSana 2015

Karig, Friedemann: Wie wir lieben: Vom Ende der Monogamie, Berlin, Aufbau Taschenbuch Verlag 2018

Kornfield, Jack: Das weise Herz: Die universellen Prinzipien buddhistischer Psychologie, München, Arkana Verlag 2008

Kornfield, Jack: Meditation für Anfänger – Geführte Meditationen, München, Arkana Verlag 2007

Lendt, Holger/Fischbach, Lisa: Treue ist auch keine Lösung: Ein Plädoyer für mehr Freiheit in der Liebe, München, Piper Verlag 2014

Martin, Betty www.bettymartin.org, Zugriff 27.9.2021

Richardson, Diana: Slow Sex: Zeit finden für die Liebe, München, Integral Verlag 2011

Richardson, Diana: Zeit für Liebe: Sex, Intimität und Ekstase in Beziehungen, Köln, Innenwelt Verlag 2013

Richardson, Diana & Michael: Zeit für Männlichkeit: Mehr Kompetenz in Sachen Sex und Liebe zwischen Mann und Frau, Köln, Innenwelt Verlag 2011

Rieck, Saleem Matthias: Leben, Lieben und Nicht Wissen: Einblicke in die tantrische Kunst des Seins, Norderstedt, Books on Demand 2017

Riedl, Michaela DVD: Der Tantramassagefilm: Sinnliche Anleitung mit Yoni- und Lingam-Massage

Riedl, Michaela: Lingam-Massage, Freiburg, Hans-Nietsch-Verlag 2008

Riedl, Michaela: Yoni-Massage, Freiburg, Hans-Nietsch-Verlag 2006

Rosenberg, Marshall B.: Gewaltfreie Kommunikation: Eine Sprache des Lebens, Paderborn, Junfermann Verlag 2016

Schnarch, David: Die Psychologie sexueller Leidenschaft, Stuttgart, Klett-Cotta Verlag 2020

Schweppe, Ronald/Long, Aljoscha: Affen im Kopf – mentale Gelassenheitsstrategien für einen ruhigen Geist, München, mvg Verlag 2020

TMV Tantramassageverband e. V., www.tantramassage-verband.de, Zugriff 28.9.2021

Trusted Bodywork, www.trustedbodywork.com, Zugriff 28.9.2021

Zadra, Elmar & Michaela: Tantra und Meditation: Herz und Geist öffnen durch Sinnenfreude und die Kraft der Liebe, Freiburg, Hans-Nietsch-Verlag 2008

Sachverzeichnis

TRIAS, einer der führenden Ratgeberverlage im Bereich Gesundheit, gehört zur Thieme Gruppe, marktführender Anbieter medizinischer Fachinformationen und Services. Anspruch der Thieme Gruppe ist es, den im Gesundheitswesen tätigen Berufsgruppen sowie allen an Gesundheit Interessierten genau die Informationen und Angebote bereitzustellen, die sie in einer bestimmten Arbeitssituation oder Lebensphase benötigen. Durch die hohe Qualität und zielgruppenspezifische Relevanz der angebotenen Leistungen bereitet Thieme den Weg für eine bessere Medizin und mehr Gesundheit im Leben.

❄ Thieme